Band 23, Heft 4, Dezember 2007

Chirurgische Gastroenterologie

Interdisziplinär

Hauptthema

P.M. Schlag, Berlin
K.H. Link, Wiesbaden
(Hrsg.)

Exzessive Palliativchirurgie

Eingeladene Beiträge

Interdisziplinäres Gespräch

Weitere Rubriken

Zertifizierte medizinische Fortbildung

Originalarbeiten

Fallbericht

Buchbesprechungen

Tagungen und Kongresse

KARGER

Basel · Freiburg · Paris · London · New York ·
Bangalore · Bangkok · Singapore · Tokyo · Sydney

Chirurgische Gastroenterologie Interdisziplinär

Band 23, Heft 4, Dezember 2007

Gegründet 1984 als «Chirurgische Gastroenterologie mit interdisziplinären Gesprächen» durch A. Akovbiantz, H. Denk, K.-J. Paquet und C.E. Zöckler.

S. Karger · Medical and Scientific Publishers · Basel · Freiburg · Paris · London · New York · Bangalore · Bangkok · Singapore · Tokyo · Sydney

Die Zeitschrift erscheint vierteljährlich; pro Jahr erscheint 1 Band zu je 4 Heften. Bezugspreise für Jahrgang 23, 2007: Print-Abonnement EUR 188,–, Online-Abonnement EUR 188,–, Kombi-Abonnement Print/Online EUR 233,–, einschließlich MwSt., zuzüglich Postgebühren. Der Abonnementpreis ist im Voraus zahlbar. Das Abonnement der Zeitschrift läuft weiter, wenn es nicht spätestens 4 Wochen vor Abschluss eines Bandes abbestellt wird. Abonnementbestellungen können bei jeder Buchhandlung oder direkt beim Verlag aufgegeben werden:

Deutschland:
S. Karger Verlag für Medizin und Naturwissenschaften GmbH
Lörracher Str. 16a
D-79115 Freiburg
Tel. +49 761 45 20 70
Fax +49 761 4 52 07 14
E-mail Information@Karger.de

Übrige Länder:
S. Karger AG
Allschwilerstr. 10
Postfach
CH-4009 Basel
Tel. +41 61 3 06 11 11
Fax +41 61 3 06 12 34
E-mail Karger@Karger.ch

Anzeigen: S. Karger
Verlag für Medizin und Naturwissenschaften GmbH,
Lörracher Str. 16a, D-79115 Freiburg, Tel. +49 761 45 20 70.
Gültig ist die Preisliste Nr. 14 vom 1. Januar 2007.

Verlagsleitung und presserechtlich verantwortlich:
Sibylle Hopf
Anzeigenleitung: Susanne Meister
Produktionsleitung: Georg Brunner

Gesamtherstellung: KONKORDIA GmbH, Bühl
Das Medienunternehmen

ISBN 978-3-8055-8305-3

KARGER

© 2007 S. Karger GmbH, Freiburg

Fax +49 761 4 52 07 14
E-mail Information@Karger.de
www.karger.com

Accessible online at:
www.karger.com/cga

Bibliographische Dienste:
EMBASE / Excerpta Medica
Reference Update
Science Citation Index Expanded

Chirurgische Gastroenterologie Interdisziplinär

Inhalt · Contents

Band 23, Heft 4, Dezember 2007

Editorial

Hauptthema

Interdisziplinäres Gespräch

Zertifizierte medizinische Fortbildung

Vol. 23, Issue 4, December 2007

Editorial

Main Topic

Interdisciplinary Discussion

Continuing Medical Education

KARGER
Fax +49 761 4 52 07 14
E-mail Information@Karger.de
www.karger.com

Accessible online at:
www.karger.com/cga

Chirurgische Gastroenterologie Interdisziplinär

Inhalt · Contents

Band 23, Heft 4, Dezember 2007

Originalarbeiten

Fallbericht

Vol. 23, Issue 4, December 2007

Original Articles

Case Report

KARGER
Fax +49 761 4 52 07 14
E-mail Information@Karger.de
www.karger.com

Accessible online at:
www.karger.com/cga

17. Kongress der Mitteldeutschen Gesellschaft für Gastroenterologie; 15. – 17. Mai 2008, Gera

Wissenschaftliche Leitung:
PD Dr. med. habil. U. Will
Medizinische Klinik 3
SRH-Waldklinikum Gera gGmbH
Strasse des Friedens 122, 07548 Gera
Tel : 0365 / 8282401, Fax : 0365 / 8282402
Email: marion.grosse@wkg.srh.de

Tagungsort :
Kultur- und Kongresszentrum Gera
Schlossstrasse 1; 07545 Gera

Programm:
Donnerstag, 15. Mai 2008
13:00 bis 15:30:
Forum für interessierte Bürger (Sodbrennen, Blut im Stuhl, unklare Bauchschmerzen, Reizdarm, Leberwerte etc.)

12:30 bis 18:00:
Postgraduiertenkurs – Sonographie mit Livedemonstrationen – zertifiziert durch die DEGUM

Freitag, 16. Mai 2008
08:45 bis 18:00:
Update Lebererkrankungen, Update Pankreaserkrankungen, Macht die Gründung eines Bauchzentrums wirklich Sinn? Der interessante Fall

Samstag, 17. Mai 2008
09:00 bis 14:00
Transendoluminale Operationen und Interventionen im GIT, GIST und NET, Was war falsch oder wie können Fehler vermieden werden – Was kann der Mediziner von der Luftfahrt lernen?

Aktuelle Informationen zum Kongress sowie die Möglichkeit zur elektronischen Anmeldung und Abstract-Einreichung finden Sie im Internet unter: http://www.mgfg.de

Chirurgische Gastroenterologie Interdisziplinär

Editorial

Chir Gastroenterol 2007;23:330–331
DOI 10.1159/000112223

Online publiziert: 19. Dezember 2007

Exzessive Palliativchirurgie

Karl Heinz Link[a] Peter M. Schlag[b]

[a] Chirurgisches Zentrum und Asklepios Tumortherapie Centrum Rhein-Main, Asklepios Paulinen Klinik, Wiesbaden,
[b] Klinik für Chirurgie und Chirurgische Onkologie, Charité, Universitätsmedizin Berlin, Deutschland

Nach schrittweisen Fortentwicklungen in der sogenannten «exzessiven Palliativchirurgie» sind mit Hilfe von interdisziplinären Therapiestrategien bei fortgeschrittenen primär nichtkurablen Tumorerkrankungen in ausgewählten Indikationen mittlerweile Ergebnisse zu erzielen, die denjenigen der rein palliativen konservativen Behandlung überlegen sind [1]. Die noch vor Jahren fast unmöglich erscheinenden Neuerungen werden in diesem Heft aktuell, informativ und verschiedene Indikationen betreffend dargestellt.

Die wesentlichen Fortschritte in der Behandlung gastrointestinaler und anderer solider Tumoren wurden bezüglich einer Prognoseverbesserung in den letzten zwei Dekaden durch die Kooperation von viszeralchirurgischen, gastroenterologischen und internistischen Onkologen sowie von Radioonkologen erzielt. Hervorzuheben sind die Resultate in der kurativen multimodalen Therapie von Kolon- und Rektumkarzinomen, neuerdings auch bei resektablen Pankreas- und Magenkarzinomen. Mit dem Ziel einer Optimierung der multimodalen Therapie wurde z.B. beim Kolonkarzinom im Stadium UICC III von einer der ersten deutschlandweiten interdisziplinären Arbeitsgruppen eine Steigerung der 5-Jahres-Überlebensrate von 49% (Chirurgie allein) über 59% auf 72% (bester Therapiearm FOGT 1) erreicht. Solche Ergebnisse und die damit verbundenen Aktivitäten trugen mit dazu bei, den Weg zu interdisziplinären Kooperationen zu stärken.

Multimodale Behandlungsansätze bieten auch bei primär chirurgisch-onkologisch nichtkurablen Primärtumoren oder Metastasen heutzutage eine Verbesserung der Prognose und sogar Heilungschancen. Zu Beginn der 1990er Jahre konnten wir z.B. über die Möglichkeit berichten, inoperable kolorektale Lebermetastasen nach Ansprechen auf Chemotherapie sekundär mit kurativem Ansatz zu resezieren – in einer Zeit, zu der diese Patienten entweder nur symptomatisch oder mit einer nur bedingt wirksamen systemischen Chemotherapie rein palliativ behandelt wurden. Derartige Konzepte stießen bei «konservativen» Chirurgen und Onkologen zunächst auf Skepsis und weckten Kritik. Mit der Zeit haben sich die Akzeptanz dieses neuen Therapieansatzes und die zur Durchführung notwendigen Kooperationsstrukturen positiv gewandelt. Zahlreiche Literaturberichte, auch aus den eigenen Arbeitsgruppen, haben Ende der 1990er Jahre den Benefit der Resektion primär irresektabler Lebermetastasen nach gutem Ansprechen auf die mittlerweile effektivere systemische Chemotherapie herausgestellt. Palliative Chirurgie allein mit Teilresektion von symptomatischen Metastasen oder primären Lebertumoren bietet bis auf die Ausnahme neuroendokriner hormonell aktiver Lebermetastasen oder akut rupturierter Tumoren keinen Benefit [2]. Bei symptomatischen, fortgeschrittenen hepatobiliären und pankreatischen (Primär-)Tumoren kann dagegen die rein palliative Chirurgie unter akzeptabler Mortalität teilweise effektiver sein als die mangels wirksamerer therapeutischer Alternativen praktizierte konservative symptomorientierte Behandlung [3]. Umgekehrt kann man bei synchron fortgeschritten metastasierten asymptomatischen Kolon- und Rektumkarzinompatienten auf die palliative Primärtumorresektion bzw. Stomaanlage verzichten und – ohne Verlust der Überlebensqualität – primär die systemische Chemotherapie einsetzen, die bei gutem Ansprechen sogar eine komplette sekundäre Resektion von Primärtumor und Metastasen und somit auch ein Langzeitüberleben ermöglichen kann [4].

Noch 1990 wurde die Meinung vertreten, dass die Resektion (resektabler!) kolorektaler Lebermetastasen für den Patienten keinen Vorteil hat. Diese Auffassung wird z.B. bei Kolon- oder Rektumkarzinomen heute auch für Patienten mit isolierter Peritonealkarzinose vertreten. In diesem Erkrankungsstadium werden in der Routine bisher nur rein palliativchirurgische und möglichst einfache chirurgische Verfahren eingesetzt. Phase-III- und große Beobachtungsstudien zeichnen auch hier eine neue Entwicklung vor. In spezialisierten Zen-

KARGER

Fax +49 761 4 52 07 14
E-mail Information@Karger.de
www.karger.com

Accessible online at:
www.karger.com/cga

Prof. Dr. Dr. h.c. Karl Heinz Link
Chirurgisches Zentrum und Asklepios Tumortherapie Centrum Rhein-Main
Asklepios Paulinen Klinik
Geisenheimer Straße 10, 65197 Wiesbaden, Deutschland
Tel. +49 611 8472-431, Fax -399
E-mail k-h.link@asklepios.com

tren wird bei zirkumskripter Peritonealkarzinose (vor allem beim Kolon-, Magen- und Ovarialkarzinom) das Konzept der zytoreduktiven Chirurgie mit gleichzeitiger intraoperativer hyperthermer intraperitonealer Chemotherapie (HIPEC) oder einer intensivierten perioperativen intraperitonealen Chemotherapie jeweils kombiniert mit einer additiven systemischen i.v. Chemotherapie verfolgt [4–6]. Für selektierte Patienten lassen sich hiermit die Langzeitüberlebenschancen im Vergleich zur bisherigen konservativen Standardbehandlung deutlich verbessern. Allerdings darf die potentielle Morbidität der chirurgisch-multimodalen Therapie nicht außer Acht gelassen werden. Um diese so gering wie möglich zu halten, sollte eine solche exzessive Palliativchirurgie spezialisierten «High-volume»-Zentren mit langjähriger Erfahrung vorbehalten sein, die den Stellenwert des Verfahrens in prospektiven, randomisierten Studien weiter untersuchen.

Es besteht kein Zweifel, dass exzessive Palliativchirurgie nur im engen interdisziplinären Zusammenspiel von Gastroenterologen, Medizinischen Onkologen und Radioonkologen sinnvoll betrieben werden kann [7]. Es ist ein besonderes Anliegen der Chirurgische Arbeitsgemeinschaft Onkologie der Deutschen Gesellschaft für Visceralchirurgie (CAO-V), diese Zusammenarbeit zu pflegen und weiter auszubauen. Vom Stahl allein – althergebracht geführt – sind in der viszeralen Onkologie weniger positive Entwicklungen zu erwarten als von einer «Gastrointestinalen Chirurgie Interdisziplinär».

Literatur

1. Hempen HG, Raab H.-R: Beckeneviszeration beim rezidivierten und lokal weit fortgeschrittenen Rektumkarzinom. Chir Gastroenterol 2007;23(4):DOI 10.1159/000109423.
2. Lang H: Erweiterte multimodale Leberresektionen bei primären und sekundären Lebertumoren. Chir Gastroenterol 2007;23(4):DOI 10.1159/000109996.
3. Bahra M, Jacob D, Thelen A, Neumann UP: Oberbaucheviszeration beim fortgeschrittenen hepatopankreatischen Karzinom. Chir Gastroenterol 2007;23(4):DOI 10.1159/000109413.
4. Weber T, Link KH: Radikale Chirurgie bei primär metastasierten kolorektalen Karzinomen. Chir Gastroenterol 2007;23(4):DOI 10.1159/000110482.
5. Glockzin G, Schlitt HJ, Piso P: Zytoreduktive Chirurgie und hypertherme intraperitoneale Chemotherapie bei der Behandlung des kolorektalen Karzinoms. Chir Gastroenterol 2007;23(4):DOI 10.1159/000109411.
6. Gretschel S, Schlag, PM: Multiviszerale Resektion als Baustein eines multimodalen Behandlungskonzeptes beim lokal fortgeschrittenen oder peritoneal metastasierten Magenkarzinom. Chir Gastroenterol 2007;23(4):DOI 10.1159/000111986.
7. Beller S, Schlag PM: Hat die palliative Resektion bei gastrointestinalen Tumoren noch einen Stellenwert? Chirurg 2006;77(3):219–226.

Chirurgische Gastroenterologie Interdisziplinär

Hauptthema · Main Topic

Chir Gastroenterol 2007;23:332–339
DOI 10.1159/000109423

Online publiziert: 21. November 2007

Beckeneviszeration beim rezidivierten und lokal weit fortgeschrittenen Rektumkarzinom

Hans-Günther Hempen Hans-Rudolf Raab

Klinik für Allgemein- und Viszeralchirurgie, Klinikum Oldenburg, Deutschland

Schlüsselwörter
Rektumkarzinom · Rektumkarzinomrezidiv · Beckeneviszeration · Beckenexenteration

Zusammenfassung
Die chirurgische Onkologie ist heute in der Lage, die Lebensqualität und die Prognose auch bei weit fortgeschrittenen primären Rektumkarzinomen und deren Rezidiven in potentiell kurativer, aber auch in palliativer Situation deutlich zu verbessern. Der vorliegende Beitrag gibt einen Überblick über die aktuelle Datenlage zu diesem Thema und beschreibt die heute verfügbaren operativen Techniken der Beckeneviszeration. Ausgedehnte Resektionen im kleinen Becken mit Beteiligung verschiedener Organsysteme kommen vorrangig in potentiell kurativer Intention in Betracht, doch auch im Rahmen der Palliativchirurgie kann die Beckeneviszeration unter Berücksichtigung individueller Gesichtspunkte mitunter ein sinnvoller Bestandteil der Behandlung sein. Insbesondere das Rektumkarzinomrezidiv stellt hohe Anforderungen an Diagnostik und chirurgische Therapie; hier sind stets Einzelfallentscheidungen zu treffen. Das interdisziplinäre Management dieser Patienten ist von großer Bedeutung. Präoperative Vorbereitung und intraoperatives Vorgehen werden durch das Zusammenwirken zwischen Viszeralchirurgie, Urologie und Gynäkologie bestimmt. Ein wesentlicher Bestandteil multimodaler Therapieansätze sind Strahlentherapie und internistische Onkologie. Betroffene Patienten sollten nach Möglichkeit in spezialisierten Zentren behandelt werden.

Key Words
Rectal cancer · Recurrent rectal cancer · Pelvic evisceration · Pelvic exenteration

Summary
Pelvic Exenteration for Recurrent and Locally Advanced Rectal Cancer
Modern surgical oncology is capable of improving quality of life and prognosis for patients with locally advanced and recurrent rectal cancer, in potentially curative as well as in palliative situations. This article aimed to discuss the surgical techniques in pelvic exenteration and provides an overview of the currently available data of this topic. Extended resections involving various organ systems are taken into account mainly in curative intention. However, within palliative surgery, total pelvic exenteration may also be a useful part of the treatment in selected patients. In particular, locally recurrent rectal cancer is highly demanding in terms of clinical diagnostics and surgical treatment, which is always based on individual decisions. An interdisciplinary management of these patients is of great importance. Preoperative arrangement and operative procedures are defined in close collaboration of visceral surgery, urology and gynecology. Essential parts of multimodal treatment are also radiation therapy as well as medical oncology. As far as possible, patients involved should be treated in specialized centers.

KARGER

Fax +49 761 4 52 07 14
E-mail Information@Karger.de
www.karger.com

Accessible online at:
www.karger.com/cga

Dr. med. Hans-Günther Hempen
Klinik für Allgemein- und Viszeralchirurgie
Klinikum Oldenburg
Dr.-Eden-Straße 10, 26133 Oldenburg, Deutschland
Tel.: +49 441 403-2254, Fax -2752
E-mail hghempen@vidium.de

Einleitung

Die Chirurgie der malignen Dickdarmerkrankungen und insbesondere des Rektumkarzinoms betrifft bei leichter Zunahme früher Tumorstadien auch heute noch häufig lokal fortgeschrittene Karzinome [1]. Im zurückliegenden Jahrzehnt konnte sich die Beckeneviszeration als Therapieoption für die lokal fortgeschrittenen Rektumkarzinome und deren Rezidive in spezialisierten Zentren zunehmend etablieren. Auf diese Weise konnte das Spektrum der Behandlungsmöglichkeiten, neben der Intensivierung multimodaler Therapiekonzepte, insgesamt erweitert werden. Die technischen Anforderungen an diese Operationen sind hoch und stellen auch für erfahrene Chirurgen eine große Herausforderung dar [2, 3]. Für das primäre Rektumkarzinom liegen auch im lokal weit fortgeschrittenen Stadium detaillierte Leitlinien zur Behandlung der betroffenen Patienten vor. Dies ist für die Rezidivsituation nicht der Fall, so dass hier nach wie vor unterschiedliche Therapiestrategien parallel zur Anwendung kommen. Nicht selten ist es die individuelle Erfahrung des erstbehandelnden Arztes, die in dieser komplexen Situation über das definitive weitere Vorgehen entscheidet. Es überrascht nicht, dass die Möglichkeiten der operativen Behandlung, unter kurativen, aber auch unter palliativen Gesichtspunkten in diesem Zusammenhang immer noch vielfach unterschätzt oder zumindest nicht voll ausgeschöpft werden.

Aktuelle Datenlage

Kolorektale Karzinome stellen in der westlichen Hemisphäre mittlerweile das zweithäufigste Malignom dar. Sie sind daher von großer gesundheitspolitischer und sozioökonomischer Bedeutung [4]. In der Bundesrepublik Deutschland erkranken jedes Jahr etwa 60 000 Patienten neu an einem kolorektalen Karzinom. Histologisch handelt es sich in 85–90% der Fälle um Adenokarzinome, hinsichtlich der Differenzierung erfolgt ein zweistufiges Grading in den Kategorien «Low Grade» (G1, G2) und «High Grade» (G3, G4). Lymphknotenmetastasen finden sich bei den hochdifferenzierten Adenokarzinomen bei Diagnosestellung in etwa 20% der Fälle, bei den schlecht differenzierten Adenokarzinomen sind sie schon in 80% der Fälle nachzuweisen [4, 5]. Die Metastasierung des Rektumkarzinoms erfolgt primär lymphogen und hämatogen und erst in zweiter Linie per continuitatem in Nachbarorgane. Die 5-Jahres-Gesamtüberlebensrate aller kolorektalen Karzinome liegt derzeit bei etwa 55%. Wichtige Prognosefaktoren sind hierbei Tumorstadium nach UICC, Residual-Tumorklassifikation (R0, R1 oder R2), Differenzierungsgrad und Lymphknotenstatus [6].

Beckeneviszerationen wurden schon im 19. Jahrhundert beschrieben. Dennoch wurden Kolon- und Rektumkarzinome, die ein organüberschreitendes Wachstum aufzeigten, noch weit bis in das 20. Jahrhundert hinein als primär irresektabel angesehen. Seit den 1940er Jahren trennte man sich zunehmend von dieser strikten Vorstellung und führte mehr und mehr multiviszerale Resektionen durch. Sugarbaker und Bricker [7] publizierten 1946 erstmals ihre Erfahrungen auf dem Gebiet der erweiterten Eingriffe bei lokal fortgeschrittenen kolorektalen Karzinomen. Diese Arbeit blieb zunächst eine von wenigen verfügbaren Publikationen über Indikation und Technik der multiviszeralen Resektion und speziell der Beckeneviszeration. Mit Beginn der 1980er Jahre wurden vermehrt Daten aus größeren Patientenkollektiven publiziert [8–15]. Die hiermit verbundenen ermutigenden Ergebnisse führten dazu, dass in der Folgezeit mehrere große Zentren Beckeneviszerationen durchführten. Mittlerweile konnten mehrere große Patientenserien ausgewertet werden, wobei zwei Aspekte von besonderer Bedeutung sind: 1) Wird eine R0-Situation im Rahmen einer Beckeneviszeration erreicht, gibt es ohne Zweifel einen prognostischen Gewinn für den individuellen Patienten. 2) Postoperative Morbidität und Mortalität rechtfertigen an spezialisierten Zentren die Durchführung dieses großen Eingriffs an klar selektionierten Patienten [1, 13–15].

Präoperative Diagnostik

Vor der Therapie eines Patienten mit einem primär lokal weit fortgeschrittenen Rektumkarzinom oder mit einem Rektumkarzinomrezidiv sollte nach Möglichkeit eine komplette Koloskopie mit Biopsie vorliegen. Die Biopsieentnahme zur präoperativen Dignitätsbeurteilung ist bei ungünstiger Lokalisation extraluminärer Rezidive zum Teil erschwert, insbesondere nach neoadjuvanter Radiochemotherapie ist die zytologische Aufarbeitung feinnadelpunktierter, rezidivverdächtiger Areale nicht immer sicher, deshalb muss in diesen seltenen Fällen die Indikation zur operativen Therapie gelegentlich auch aus der Zusammenschau der vorliegenden Befunde (Schnittbilddiagnostik, Tumormarker-Level, Wachstumsverhalten, klinische Symptome) gestellt werden, ohne dass eine definitive histologische Sicherung vorliegt. Neben der Endoskopie zählen zu den Standarduntersuchungen im Rahmen der präoperativen Vorbereitung eine Sonographie des Abdomens, eine Röntgen-Thorax-Untersuchung in 2 Ebenen und eine CEA(karzinoembryonales Antigen)-Bestimmung. Die perkutane Sonographie wird in der Regel als orientierende Untersuchung des Abdomens durchgeführt. Verdächtige Bezirke in der Leber müssen durch weitere Untersuchungen (MRT mit leberspezifischem Kontrastmittel) abgeklärt werden. Die Röntgen-Thorax-Untersuchung dient dem Nachweis oder Ausschluss von Lungenmetastasen. Bei suspektem Befund ist ein Thorax-CT durchzuführen. Der präoperative CEA-Wert hat sich als unabhängiger prognostischer Parameter etabliert und sollte daher immer präoperativ bestimmt werden [16]. Für uT4-Karzinome des Rektums ist eine CT des Abdomens und des Beckens obligat. Die präoperative starre Rektoskopie mit Messung des Abstands des distalen Tumorrands von der Linea anocutanea ist ebenfalls Standard. Für Rektumkarzinome im mittleren und unteren Drittel ist präoperativ zu klären, ob ein cUICC-Stadium II oder III vorliegt, da sich hieraus die Indikation zur Durchführung einer neoadjuvanten Therapie ableitet. Die zuverlässigste Untersuchungstechnik zur Beantwortung dieser Fragestellung ist die hochauflösende Dünnschicht-MRT. Als alternatives Verfahren steht die Endosonographie und die CT zur Verfügung. Besteht der Verdacht auf eine Blaseninfiltration, empfiehlt sich präoperativ eine urologische Vorstellung mit Durchführung einer Zystoskopie und Harnleiterschienung.

Neoadjuvante Therapie

Etwa 15% aller primären Rektumkarzinome werden im präoperativen Staging als lokal fortgeschrittenes, nicht sicher R0-resektables T4-Karzinom klassifiziert [17]. Gelingt keine En-bloc-Resektion des Malignoms unter Mitnahme benachbarter Organe, so liegt die lokale Tumorkontrolle und 5-Jahres-Überlebensrate in diesen besonderen Fällen bei lediglich 20–30%. Primäre Rektumkarzinome werden seit der Leitlinienempfehlung der Deutschen Krebsgesellschaft aus dem Jahr 1999 in den lokoregionär fortgeschrittenen UICC-II und -III-Stadien (pT3, pT4, pN0 oder pN+) standardisiert einer postoperativen (adjuvanten) Radiochemotherapie zugeführt [5]. Aus strahlenbiologischer Sicht besitzt aber die neoadjuvante (präoperative) Bestrahlung Vorteile gegenüber der postoperativen (adjuvanten Anwendung) [18]. Meta-Analysen lassen beim Vergleich von prä- und postoperativer Radiatio eine grundsätzliche Überlegenheit der präoperativen Strahlentherapie in der Reduktion der Lokalrezidivrate vermuten [19]. Bei dieser Vorbestrahlung (konventionell fraktionierte Bestrahlung bis 50 Gy, Einzeldosis 1,8 Gy, 5 Bestrahlungen wöchentlich) erfolgt die Operation 4–6 Wochen nach Ende der Bestrahlung. Die einzig publizierte Studie zum Vergleich zwischen alleiniger prä- und postoperativer Radiotherapie zeigt hierbei eine signifikante Reduktion der Lokalrezidivrate durch die neoadjuvante Bestrahlung [20]. Der «Downsizing»-Effekt kann durch die Kombination konventionell fraktionierter Radiatio und simultan applizierter, 5-FU-basierter Chemotherapie zusätzlich gesteigert werden [21]. Diese Ergebnisse wurden aktuell durch die Multicenter-Studie der German Rectal Cancer Study Group bestätigt [22]. In dieser Studie konnte unter Einhaltung eines standardisierten Stagings und qualitätsgesicherter Chirurgie (totale Mesorektumexzision; TME) die 5-Jahres-Lokalrezidivrate von 13% im Kontrollarm (postoperative Radiochemotherapie) durch die präoperative Radiochemotherapie auf 6% gesenkt werden ($p = 0{,}006$). Die aktuelle S3-Leitlinie der Deutschen Krebsgesellschaft aus dem Jahre 2004 empfiehlt deshalb jetzt für das Rektumkarzinom in den cUICC-Stadien II und III eine neodjuvante Radiochemotherapie, alternativ gegebenenfalls eine adjuvante Radiochemotherapie. uT4-Rektumkarzinome werden deshalb mittlerweile standardmäßig präoperativ einer Radiochemotherapie unterzogen. Abhängig vom Stenosierungsgrad kann es allerdings vorab erforderlich sein, ein Deviationsstoma (Ileostomie, Kolostomie) anzulegen. Neben der kombinierten Radiochemotherapie als neoadjuvante Maßnahme wurde beim Rektumkarzinom auch eine alleinige Kurzzeitvorbestrahlung durchgeführt. Bei dieser Kurzzeitvorbehandlung (5 × 5 Gy an 5 aufeinanderfolgenden Tagen) erfolgt die Operation jedoch unmittelbar nach Ende, spätestens aber innerhalb 1 Woche nach Abschluss der Bestrahlung. In der viel zitierten Holländischen TME-Studie konnte mit einer präoperativ eingesetzten 5 × 5 Gy Kurzzeitradiatio mit unmittelbar nachfolgender Operation ebenfalls eine signifikante Reduktion der Lokalrezidivrate erzielt werden [22, 23]. Bedingt durch den frühen Operationszeitpunkt, stellt sich aber kein wesentlicher «Downsizing»-Effekt ein, so dass dieses Verfahren bei uT4-Tumoren nicht favorisiert werden sollte [24]. Für die Rezidivsituation liegen hinsichtlich einer neoadjuvanten Therapie keine Leitlinien vor. Vielmehr ist das Patientenkollektiv sehr heterogen und verlangt immer eine individuelle Entscheidungsfindung. Häufig ist aber eine neoadjuvante Radiotherapie empfehlenswert. Wurde im Rahmen der primären Behandlung bereits eine vollständige Radiatio eingestrahlt, ist eine Aufsättigung nicht mehr im erforderlichen Umfang möglich. Möglicherweise kann aber durch eine intensivierte Chemotherapie, gegebenenfalls in Kombination mit Hyperthermie, doch noch ein nennenswerter «Downsizing»-Effekt, der zur Steigerung der R0-Resektabilität führt, erreicht werden. Diese wird sich aber in aller Regel gerade bei Rezidivtumoren nur mittels Beckeneviszeration erreichen lassen.

Technische Aspekte der Beckeneviszeration

Erweiterte Eingriffe im kleinen Becken bis hin zur Beckeneviszeration bieten die einzige kurative Chance für lokal fortgeschrittene Rektumkarzinome und deren Rezidive. Nur wenn eine R0-Resektion möglich ist, besteht für die betroffenen Patienten eine kurative Chance. Technische Resektabilität ist bei primären Rektumkarzinomen, auch im lokal fortgeschrittenen Stadium praktisch immer gegeben. Der Begriff der lokalen Resektabilität ist aber streng zu trennen von Inkurabilität, beispielsweise aufgrund einer Peritonealkarzinose oder irresektabler Fernmetastasen. Bedingt durch die enge Lagebeziehung der verschiedenen Organsysteme (Urogenitaltrakt, autonomes Nervensystem, Beckenmuskulatur, knöchernes Becken) im kleinen Becken resultiert bei organüberschreitendem Tumorwachstum nicht selten eine Infiltration von Nachbarorganen, die entweder ganz oder teilweise mitreseziert werden können. Tatsächlich trifft man nur in den seltensten Fällen auf primäre Rektumkarzinome, die lokal lediglich R1- oder sogar nur R2-resektabel sind. Das Belassen eines primären Rektumkarzinoms in situ sollte aber selbst in dieser Situation eine Ausnahme sein, die in jedem einzelnen Fall einer besonderen Begründung bedarf. Die sichere Beurteilung darüber, ob ein lokal fortgeschrittenes primäres Rektumkarzinom R0-resektabel ist, gelingt nicht durch eine profane Probelaparotomie. Vielmehr ist die sichere Abschätzung der Resektabilität in aller Regel erst dann zuverlässig möglich, wenn die Operation weit vorangeschritten ist, mit allen sich hieraus ergebenden Konsequenzen für die Resektion und Rekonstruktion. Gerade die herausragende Bedeutung der R0-Situation für die Prognose der betroffenen Patienten verlangt eine sehr sorgsame Klärung des Lokalbefunds, selbst wenn prä- oder intraoperativ Zweifel hinsichtlich der kurativen Intention bestehen [1, 9, 15]. Der Anteil der nicht resezierten lokal fortgeschrittenen primären Kolon- und Rektumkarzinome von über 15% sollte deshalb dauerhaft weiter reduziert werden [25]. Betroffene Patienten sollten nach Möglichkeit bereits präoperativ in einer spezialisierten Klinik vorgestellt werden. Trifft man hingegen intraoperativ überraschend auf ein fortgeschrittenes Tumorstadium, von dem man annimmt, es unter den gegebenen lokalen Umständen nicht sicher bewältigen zu können, erscheint es sinnvoll, den Eingriff als Exploration gegebenenfalls mit Stomaanlage zu beenden, um den Patienten anschließend in ein Zentrum zu verlegen, als unter suboptimalen Bedingungen eine Resektion zu versuchen.

Generell erfordert die Beckeneviszeration beim rezidivierten und lokal weit fortgeschrittenen Rektumkarzinom die Anwendung der wesentlichen Prinzipien der onkologischen Chirurgie. Primäre Rektumkarzinome, auch in den lokal fortgeschrittenen Stadien, wachsen vorwiegend zirkulär und metastasieren weitgehend konstant in die regionären Lymphknoten. Zur Entfernung des intramuralen mikroskopischen Tumorwachstums ist deshalb ein Sicherheitsabstand von 2 cm ausreichend. Das regionäre Lymphabflussgebiet geht allerdings über diesen Bereich hinaus. Die Lymphknotenmetastasen breiten sich, vergleichbar mit den frühen Tumorstadien, zentral entlang des versorgenden Gefäßes aus. Das Ausmaß der Resektion wird somit einerseits definiert durch die Entfernung der zentral versorgenden Gefäße und des zugehörigen Lymphabflussgebiets. Auf der anderen Seite ist die Tumorinfiltration von Nachbarorganen ausschlaggebend für das definitive Resektionsausmaß. Folgendes Vorgehen ist angezeigt: Zunächst werden die tumorversorgenden Gefäße radikulär abgesetzt. Es folgt die Mobilisation der angrenzenden Darmabschnitte unter Einschluss der infiltrierten Nachbarorgane. Insbesondere bei den lokal fortgeschrittenen Karzinomen im oberen Rektumdrittel und vor allem in der Rezidivsituation sind nicht selten einzelne Dünndarmschlingen in den tumorösen Prozess in der Beckeneingangsebene einbezogen. Für die fortgeschrittenen Rektumkarzinome bestehen im kleinen Becken enge Lagebeziehungen zu Blase, Harnleiter, Prostata, Samenblase, Samenleiter, Uterus und Vagina. Nachdem alle infiltrierten Nachbarorgane mobilisiert wurden, wird das genaue Resektionsausmaß festgelegt, wobei die zuvor präparierten Blut- und Lymphgefäße und Nachbarorgane en bloc am späteren Präparat verbleiben. Die Standardverfahren für das primäre Rektumkarzinom sind die tiefe anteriore Rektumresektion, die abdominoperineale Rektumexstirpation und die tiefe intersphinktäre Rektumresektion, wobei letztgenanntes Verfahren besondere Erfahrung voraussetzt. Prinzipiell gelangen diese Verfahren auch für die lokal weit fortgeschrittenen Stadien zur Anwendung. Für Karzinome des mittleren und unteren Rektumdrittels ist eine komplette Entfernung des Mesorektums (TME) durch scharfe Dissektion zwischen Fascia pelvis fisceralis und parietalis erforderlich [26], Karzinome im oberen Rektumdrittel werden durch eine longitudinale partielle, zirkumferentiell aber vollständige Mesorektumexzision versorgt. Auch bei den lokal weit fortgeschrittenen primären Rektumkarzinomen sollten, falls möglich, die autonomen Beckennerven (Nervi hypogastrici, Plexus hypogastrici inferiores) geschont werden. Bei Tumoren des oberen Rektumdrittels erfolgt die TME mindestens 5 cm distal des makroskopischen Tumorrands, gemessen in vivo. Das Mesorektum sollte hierbei horizontal durchtrennt werden, um eine vollständige Tumorentfernung sicherzustellen [27]. Dieser Sicherheitsabstand resultiert aus der Beobachtung, dass bei T3- und T4-Rektumkarzinomen in seltenen Fällen Satellitenknoten oder Lymphknotenmetastasen in bis zu 4 cm distal des makroskopischen Tumorrands vorkommen können [32]. Anders verhält es sich mit den Karzinomen des unteren Rektumdrittels. Bei «Low-grade»-Tumoren (G1, G2) ist ein Sicherheitsabstand von 2 cm in situ ausreichend, bei «High-grade»-Tumoren (G3, G4) ist ein größerer Sicherheitsabstand anzustreben [28]. Für die lokal fortgeschrittenen Tumoren des unteren Rektumdrittels, bei denen kein ausreichender Sicherheitsabstand einzuhalten ist, und bei Infiltration des Kontinenzorgans ist eine abdominoperineale Rektumexstirpation erforderlich.

Von entscheidender Bedeutung für den Erfolg einer Beckeneviszeration ist eine vorausschauende, feine und schonende Präparation. Das bedeutet, dass eine aggressive Manipulation des Tumors in jedem Fall vermieden werden muss. Dieses gilt auch bei vorbestrahlten und mehrfach voroperierten Patienten in der Rezidivsituation. Auch hier ist für den erfahrenen Operateur häufig noch eine Identifizierung der Gewebeschichten möglich, die eine subtile Präparation sinnvoll erscheinen lässt. Das grundlegende Prinzip der Beckeneviszeration ist die En-bloc-Resektion, d.h., am Ende der Resektionsphase resultiert nur ein Operationspräparat einschließlich des Tumors. Alle weiteren Erwägungen haben sich diesem Prinzip unterzuordnen [29]. Praktisch bedeutet dies, dass alle auch nur vermeintlich infiltrierten Nachbarorgane mono-bloc mit dem Tumor entnommen werden. Bei Adhärenz eines Rektumkarzinoms oder dessen Rezidiv an Nachbarorganen muss bis zur endgültigen histologischen Untersuchung von einer Karzinominfiltration ausgegangen werden. Eine Biopsie mit Schnellschnittuntersuchung zur sicheren Differenzierung zwischen Tumorinfiltration und peritumoröser Inflammation ist obsolet. Ein derartiges Vorgehen würde eine intraoperative Tumorzellaussaat begünstigen und führt zu einer signifikant schlechteren Prognose für die betroffenen Patienten [9, 13, 15]. Auch die iatrogene Eröffnung, der Einriss oder gar der Schnitt durch den Tumor muss unbedingt vermieden werden. Patienten mit einer derartigen Tumorzelldissemination haben ein signifikant höheres lokoregionäres Rezidivrisiko und eine Einschränkung der Lebenserwartung [30].

Ein weiterer wesentlicher Bestandteil im Rahmen der Beckeneviszeration ist die sogenannte «No-touch»-Technik, d.h., ein direkter, palpatorischer Tumorkontakt sollte soweit wie möglich vermieden werden. Durch dieses Vorgehen wird das Risiko einer intraperitonealen Tumoraussaat mit Entwicklung von Implantationsmetastasen zusätzlich herabgesetzt [1, 9, 13, 15]. Ein signifikanter Überlebensvorteil konnte durch diese Technik allerdings bisher nicht schlüssig aufgezeigt werden. In der einzigen prospektiven randomisierten Studie ergab sich kein statistisch signifikanter Unterschied im 5-Jahres-Überleben bei Anwendung der «No-touch»-Technik [31]. Allerdings traten in der Gruppe der konventionell operierten Patienten vermehrt Lebermetastasen auf, auch war der Zeitraum bis zum Metastasennachweis verkürzt, ohne dass dieser Unterschied signifikant war. In Zusammenschau der Befunde empfiehlt sich aber aufgrund theoretischer Überlegungen die Anwendung der «No-touch»-Technik. Die Abbildung 1 zeigt das Operationspräparat eines lokal weit fortgeschrittenen primären Rektumkarzinoms mit breitem Einbruch in Vagina und Uterus. Es ist ersichtlich, dass schon der Versuch einer Präparation zwischen Rektum und Vagina bzw. Blase und Zervix uteri hier zu einer folgenschweren Tumorzellverschleppung beigetragen hätte.

Bei operativer Entfernung lokal fortgeschrittener Rektumkarzinome im kleinen Becken ist in etwa 10% der Fälle eine Mitresektion benachbarter Organe erforderlich [6, 14, 15, 32]. In der Rezidivsituation ist sogar mit einer Rate > 50% zu rechnen [32–34]. Die laterale Beckenwand ist dabei keine definitive Barriere. Im kleinen Becken verlaufen auf engstem Raum unterschiedliche Strukturen in verschiedenen Raumebenen. Es liegt somit nicht eine definierte zu präparierende Schicht vor, vielmehr kann die Präparation je nach Tumorausdehnung unterschiedlich weit lateral erfolgen. Die Möglichkeiten reichen hier bis zur vollständigen Beckeneviszeration. Die Tabelle 1 gibt einen aktuellen Literaturüberblick über die Ergebnisse erweiterter Resektionen im kleinen Becken. Die Daten verdeutlichen, dass insbesondere für Primärkarzinome erweiterte Eingriffe bis zur Beckeneviszeration mit 5-Jahres-Überlebensraten assoziiert sind, die stadienadaptiert im Bereich der von konventionell operierten Rektumkarzinomen liegen. Allerdings ist grundsätzlich zwischen primären Rektumkarzinomen und deren Rezidiven zu unterscheiden [40]. Primäre Rektumkarzinome überschreiten die lateralen und kaudalen Hüllfaszien im kleinen Becken nur selten. Eine knöcherne Infiltration der Beckenschaufeln oder des Os sacrum ist deshalb glücklicherweise eine Rarität.

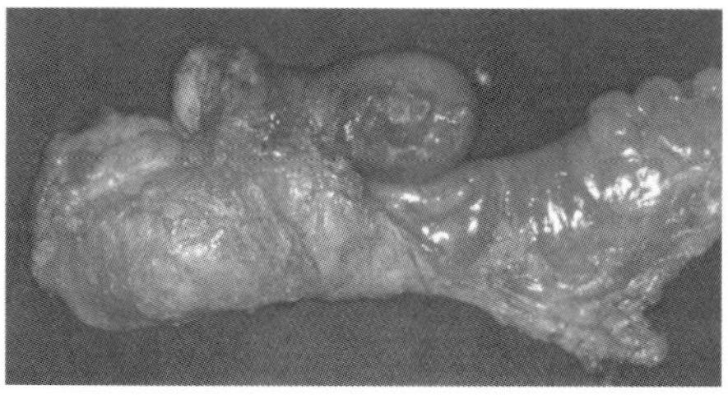

Abb. 1. Rektumkarzinom mit Infiltration des Uterus, OP-Präparat.

Die Indikation zur Beckeneviszeration mit vollständiger Organentfernung sollte insbesondere bei kurativer Intention eher großzügig gestellt werden. In diesem Zusammenhang wird in Operationsberichten häufig ein zentral im kleinen Becken lokalisierter nicht verschiebbarer Tumorblock beschrieben. Auch wird häufig der Begriff der Ausmauerung des Beckens durch den Tumor angeführt, der in diesem Zusammenhang aber zu einer falschen Assoziation führt. Bezüglich der Beckeneviszeration ist in diesen Fällen primär folgendes operatives Vorgehen angezeigt: Sind die lateralen muskulären Schichten noch nicht vom Tumor erfasst, erfolgt die Absetzung innerhalb des kleinen Beckens medial der auskleidenden Beckenmuskulatur (Musculus obturatorius internus, Musculus levator ani). Gegebenenfalls ist hierzu die Entfernung der Iliaca-interna-Gefäße erforderlich, teilweise oder komplett. Das Ziel der sorgsamen Präparation ist, eine gute Mobilität des tumortragenden Gewebeblocks gegenüber der Umgebung zu erreichen. Nur so ist anschließend eine sichere Beurteilung der zirkumferentiellen Resektionsränder überhaupt möglich. Für den Fall, dass einzelne Tumorausläufer bis in die lateralen Muskelschichten reichen, lassen sich bei individuell ausgewählten Patienten unter Mitnahme der Beckenbodenmuskulatur ebenfalls noch tumorfreie Resektionsränder erzielen. In diesen Fällen deuten gelegentlich bereits präoperativ klinische Zeichen (Hydronephrose, neuropathische Schmerzen, Beinödeme) auf ein fortgeschrittenes Tumorstadium hin. Die Abbildung 2 zeigt präoperative Bildgebung und intraoperativen Situs eines lokal fortgeschrittenen primären Rektumkarzinoms mit Infiltration von Uterus, Vagina und linkem Ureter.

Grundsätzlich anders stellt sich die Situation bei den Rektumkarzinomrezidiven dar. Bedingt durch die Voroperationen sind die natürlichen Hüllfaszien im Becken nicht mehr vorhanden. Dies hat zur Folge, dass sich das Rezidiv nahezu ungehindert im Becken ausbreiten kann. Deshalb ist die Frage der R0-Resektabilität ausschließlich individuell zu beurteilen. Um hier letztlich doch eine R0-Situation zu erreichen, sind fast immer organüberschreitende Verfahren im Sinne einer Beckeneviszeration erforderlich. Dies kann auch zu einer partiellen Os-sacrum-Resektion führen. Auch wenn jeder Fall einer sorgsamen individuellen Prüfung bedarf, gibt es doch einige generelle Aspekte für die Rezidivoperation. Rektumkarzinomrezidive nach anteriorer Resektion sind eher R0-resektabel als nach Rektumexstirpation. Je weiter medial und kaudal das Rezidiv lokalisiert ist, desto höher ist die Chance auf

Tab. 1. Aktuelle Literaturübersicht: Beckeneviszeration beim rezidivierten und lokal fortgeschrittenen Rektumkarzinom

Referenz	Anzahl der Patienten	5-Jahres-Überlebensrate, %
Law et al., 2000 [35]	15 (alle Beckeneviszeration)	64
Chen und Sheen-Chen, 2001 [36]	50 (alle Beckeneviszeration)	49
Ike et al. 2003 [37]	71 (alle Beckeneviszeration)	54
Kecmanovic et al. 2003 [38]	12 (alle Beckeneviszeration)	32
Moriya et al., 2003 [29]	128	57
Lopez und Luna-Perez, 2004 [39]	19	44

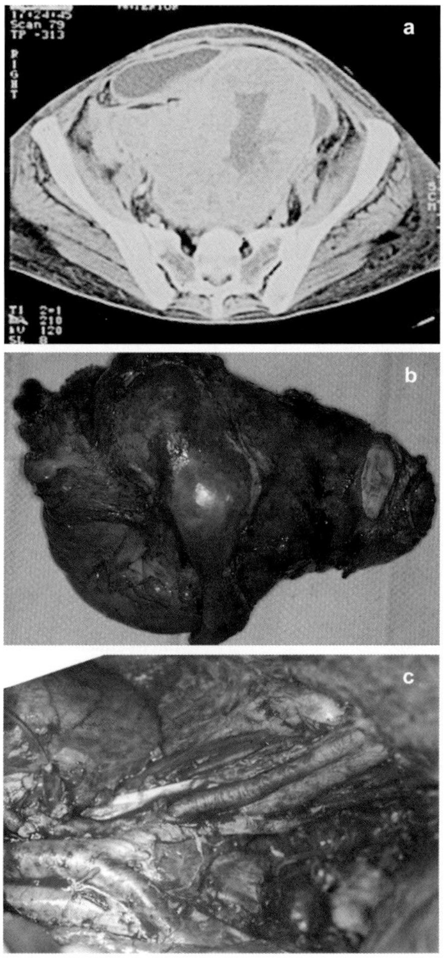

Abb. 2. **a** Präoperatives Computertomogramm des Beckens. Rektumkarzinom mit Infiltration von Uterus, Vagina und linkem Ureter. **b** OP-Präparat nach Mono-bloc-Resektion von Rektum, Uterus und Anteilen der vaginalen Hinterwand. **c** Intraoperativer Situs nach En-bloc-Resektion.

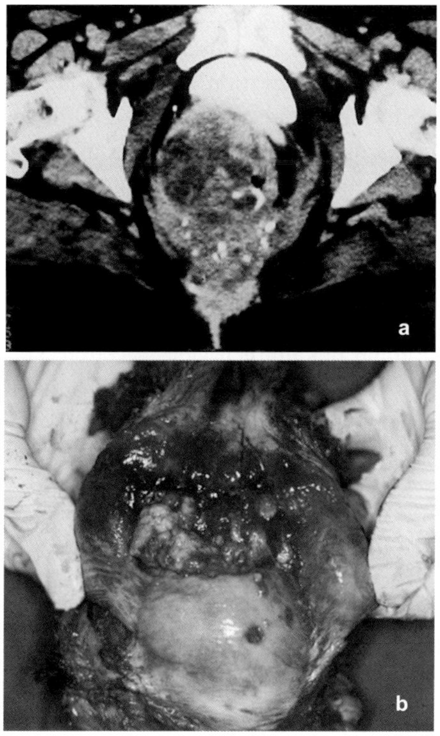

Abb. 3. **a** Präoperatives Computertomogramm des Beckens: Rekumkarzinomrezidiv mit Einbruch in die Vagina. **b** Operationspräparat nach Mono-bloc-Resektion.

kurative Resektabilität. Auch ist die Möglichkeit einer R0-Resektion bei intraluminärem Rezidiv (Anastomosenrezidiv) größer als bei extraluminärem Rezidiv. Rektumkarzinomrezidive nach standardisierter Voroperation einschließlich der TME sind weniger wahrscheinlich R0-resektabel als Rezidive nach Voroperation mit begrenzter Radikalität. Die 30-Tage-Mortalität für die Beckeneviszeration liegt zwischen 5 und 10%. Die 5-Jahres-Überlebensrate nach Beckeneviszeration bei Rektumkarzinomrezidiven liegt in der R0-Situation bei etwa 30%. Neben der R0-Situation ist hierbei die Frage der Lymphknotenbeteiligung von entscheidender Bedeutung. Weitere unabhängige Prognosefaktoren sind der intraoperative Blutverlust und das Patientenalter [9, 15, 32]. Die Abbildung 3 zeigt in diesem Zusammenhang die präoperative Bildgebung und das OP-Präparat eines extraluminären Rektumkarzinomrezidivs.

Beckeneviszeration in der palliativen Situation

Generell stehen zur Palliativbehandlung chirurgische, chemotherapeutische, strahlentherapeutische, endoskopische und interventionelle radiologische Maßnahmen zur Verfügung. Ihr Einsatz erfolgt individuell abhängig von der vorliegenden Situation. Grundsätzlich ist auch in der primär nicht kurativen Situation zu prüfen, ob sich nach Vorbehandlung ein kurativer Ansatz ergeben kann. Aber auch wenn Heilung nicht mehr möglich ist, besteht die bestmögliche Palliation häufig doch in einer Resektion. Insbesondere die Beseitigung direkter Tumorsymptome im kleinen Becken – hier zu nennen der nekrotische Tumorzerfall mit Kloakenbildung, die Fistelbildung zu anderen Organen (Einbruch in die Harnblase), die Tumorblutung und die pathologische Sekretion – können selbst bei vorhandener Fernmetastasierung einen resezierenden Eingriff im kleinen Becken rechtfertigen, da hierdurch für die betroffenen Patienten eine häufig doch verbesserte Lebensqualität in der noch verbleibenden Zeit erzielt werden kann [14]. Zusätzlich kann auch in der palliativen Situation bei einem größeren Teil der betroffenen Patienten mit einem begrenzten Prognosegewinn gerechnet werden [11, 41]. Anders verhält es sich bei diffuser, die Prognose kurzfristig limitierender Fernmetastasierung. Hier sollten ausgedehnte onkologische Eingriffe als Palliativmaßnahme unterbleiben. Ist die Entfernung des Primärtumors oder des Rezidivs nicht mehr möglich oder sinnvoll, kann die Passage durch eine lokale Tumorbehandlung, eine Umleitungsoperation oder eine Stomaanlage wieder hergestellt oder erhalten werden [42]. Gerade in der Palliativsituation kann hierbei das Resektionsausmaß auch bewusst etwas kleiner bemessen werden. Ergänzend sollte auch in der Palliativsituation die Indikation zur Chemotherapie oder Radiochemotherapie nochmals überprüft werden. Wichtig sind ferner supportive Maßnahmen, insbesondere eine adäquate Schmerztherapie. Die onkologische Chirurgie in ihrer palliativen Intention hat bekanntlich viele Facetten. Hauptziel ist dabei regelhaft, eine möglichst hohe Lebensqualität für die betroffenen Patienten in der verbleibenden Lebenszeit zu erzielen.

Schlussfolgerung

Technische Resektabilität ist auch bei lokal fortgeschrittenen primären Rektumkarzinomen fast immer gegeben. Diese wird allerdings häufig nur mittels Beckeneviszeration zu erreichen sein. Für primäre T4-Rektumkarzinome besteht präoperativ die klare Indikation zur konventionell fraktionierten neoadjuvanten Radiochemotherapie. Die Beckeneviszeration hat sich an spezialisierten Zentren als Therapieoption mit großem prognostischen Gewinn für die betroffenen Patienten etabliert. Flächendeckend wird technische Irresektabilität sowohl in der Primärsituation bei den lokal sehr weit fortgeschrittenen Karzinomen, aber insbesondere auch in der Rezidivsituation sicher viel zu häufig angenommen. Auf diesem Wege bleiben chirurgische therapeutische Möglichkeiten leider ungenutzt. Insbesondere für die Rezidiveingriffe gibt es neben den oben geannten Möglichkeiten der operativen Therapie aber auch klar zu definierende Grenzen. Diese müssen aber in jedem Einzelfall individuell festgelegt werden. Die Beckeneviszeration ist auch beim rezidivierten Rektumkarzinom mit akzeptabler Morbidität und Mortalität durchführbar. Eine gute Palliation lässt sich in diesem Zusammenhang für die Mehrheit der Patienten erreichen, in einigen Fällen ist auch Kuration möglich, die 5-Jahres-Überlebensrate liegt bei etwa 30%.

Literatur

1 Kasperk R, Riesener KP, Klink A, Schumpelick V: Multiviszerale Resektion beim Rektumkarzinom: Therapieausweitung oder Prognoseverbesserung? Zentralbl Chir 1999;124(12):1074–1078.
2 Skinner DG, Sherrod A: Total pelvic exenteration with simultaneous bowel and urinary reconstruction. Scand J Urol Nephrol Suppl 1992;142:107–109.
3 Stief CG, Jonas U, Raab R: Long-term follow-up after surgery for advanced colorectal carcinoma involving the urogenital tract. Eur Urol 2002;41(5):546–550.
4 Midgley R, Kerr D: Colorectal cancer. Lancet 1999;353(9150):391–399.
5 Junginger T: Adjuvante Therapie beim Kolon- und Rektumkarzinom. Dtsch Ärztebl 1999;96:A698–700.
6 Safi F: Rezidiv- und Überlebensrate nach chirurgischer Therapie des Rektumkarzinoms. Chirurg 1996;67(8):821–825.
7 Sugarbaker ED: Coincident removal of additional structures in resections for carcinoma of the colon and rectum. Ann Surg 1946;123:1036–1042.
8 Bonfanti G, Bozzetti F, Doci R: Results of extended surgery for cancer of the rectum and sigmoid. Br J Surg 1982;69(6):305–307.
9 Gall FP, Tonak J, Altendorf A: Multivisceral resections in colorectal cancer. Dis Colon Rectum 1987;30(5):337–341.
10 Heslov SF, Frost DB: Extended resection for primary colorectal carcinoma involving adjacent organs or structures. Cancer 1988;62(8):1637–1640.
11 Rowe VL, Frost DB, Huang S: Extended resection for locally advanced colorectal carcinoma. Ann Surg Oncol 1997;4(2):131–136.
12 Bonfanti G, Bozzetti F, Doci R, et al: Results of extended surgery for cancer of the rectum and sigmoid. Br J Surg 1982;69(6):305–307.
13 Hermanek P: Multiviszerale Resektion kolorektaler Karzinome: Erfahrungen der Colorectal Cancer Study Group. Langenbecks Arch Chir Suppl Kongressbd 1992:95–100.
14 Schaible A, Methner M, Lehnert T, Herfarth C: Prognosefaktoren nach multiviszeraler Resektion colorektaler Karzinome. Langenbecks Arch Chir Suppl Kongressbd 1998;115:1386–1388.
15 Lehnert T, Methner M, Pollok A, Schaible A, Hinz U, Herfarth C: Multivisceral resection for locally advanced primary colon and rectal cancer: an analysis of prognostic factors in 201 patients. Ann Surg 2002;235(2):217–225.
16 Duffy MJ: Carcinoembryonic antigen as a marker for colorectal cancer: is it clinically useful? Clin Chem 2001;47(4):624–630.
17 Schultheis KH, Ruckriegel S, Gebhardt C: Multiviszerale Resektion lokal fortgeschrittener kolorectaler Karzinome. Langenbecks Arch Chir 1994;379(1):20–25.
18 Hatfield P, Sebag-Montefiore D: The use of radiotherapy in rectal cancer. Scand J Surg 2003;92(1):65–73.
19 Colorectal Cancer Collaborative Group: Adjuvant radiotherapy for rectal cancer: a systematic overview of 8,507 patients from 22 randomised trials. Lancet 2001;358(9290):1291–1304.
20 Frykholm GJ, Glimelius B, Pahlman L: Preoperative or postoperative irradiation in adenocarcinoma of the rectum: final treatment results of a randomized trial and an evaluation of late secondary effects. Dis Colon Rectum 1993;36(6):564–572.
21 Frykholm GJ, Pahlman L, Glimelius B: Combined chemo- and radiotherapy vs. radiotherapy alone in the treatment of primary, nonresectable adenocarcinoma of the rectum. Int J Radiat Oncol Biol Phys 2001;50(2):427–434.
22 Sauer R, Becker H, Hohenberger W, Rödel C, Wittekind C, Fietkau R, Martus P, Tschmelitsch J, Hager E, Hess CF, Karstens JH, Liersch T, Schmidberger H, Raab R: Preoperative versus postoperative chemoradiotherapy for rectal cancer. N Engl J Med 2004;351(17):1731–1740.
23 Swedish Rectal Cancer Trial: Improved survival with preoperative radiotherapy in resectable rectal cancer.N Engl J Med 1997;336(14):980–987.
24 Marijnen CA, Glimelius B: The role of radiotherapy in rectal cancer. Eur J Cancer 2002;38(7):943–952.
25 Köckerling F, Hermanek P, Thom N, Gall FP: Abdominal multivisceral resection of colonic cancer. Langenbecks Arch Chir Suppl Kongressbd 1992:79–82.
26 Heald RJ, Husband EM, Ryall RD: The mesorectum in rectal cancer surgery—the clue to pelvic recurrence? Br J Surg 1982;69(10):613–616.
27 Jatzko GR, Jagoditsch M, Lisborg PH, Denk H, Klimpfinger M, Stettner HM: Long-term results of radical surgery for rectal cancer: multivariate analysis of prognostic factors influencing survival and local recurrence. Eur J Surg Oncol 1999;25(3):284–291.
28 Bokey EL, Ojerskog B, Chapuis PH, Dent OF, Newland RC, Sinclair G: Local recurrence after curative excision of the rectum for cancer without adjuvant therapy: role of total anatomical dissection. Br J Surg 1999;86(9):1164–1170.

29 Moriya Y, Akasu T, Fujita S, Yamamoto S: Aggressive surgical treatment for patients with T4 rectal cancer. Colorectal Dis 2003;5(5):427–431.
30 Zirngibl H, Husemann B, Hermanek P: Intraoperative spillage of tumor cells in surgery for rectal cancer. Dis Colon Rectum 1990;33(7):610–614.
31 Wiggers T, Jeekel J, Arends JW, et al: No-touch isolation technique in colon cancer: a controlled prospective trial. Br J Surg 1988;75(5):409–415.
32 Hagmuller E, Lorenz D, Sturm J, Richter A, Trede M: Langzeitüberleben nach chirurgischer Therapie von T4 kolorektalen Karzinomen. Zentralbl Chir 1995;120(10):815–820.
33 Hohenberger W, Thom N, Hermanek P Sr, Gall FP: Multiviszerale Beckenresektionen aus chirurgischer Sicht. Langenbecks Arch Chir Suppl Kongressbd 1992:83–88.
34 Lehnert T, Golling M, Buchholz J: Lokal rezidivierte Rektumkarzinome. Chirurg 2004;75(1):38–44.
35 Law WL, Chu KW, Choi HK: Total pelvic exenteration for locally advanced rectal cancer. J Am Coll Surg. 2000;190(1):78–83.
36 Chen HS, Sheen-Chen SM: Total pelvic exenteration for primary local advanced colorectal cancer. World J Surg 2001;25(12):1546–1549.
37 Ike H, Shimada H, Yamaguchi S, Ichikawa Y, Fujii S, Ohki S: Outcome of total pelvic exenteration for primary rectal cancer. Dis Colon Rectum 2003;46 (4):474–480.
38 Kecmanovic DM, Pavlov MJ, Kovacevic PA, Sepetkovski AV, Ceranic MS, Stamenkovic AB: Management of advanced pelvic cancer by exenteration. Eur J Surg Oncol 2003;29(9):743–746.
39 Lopez MJ, Luna-Pérez P: Composite pelvic exenteration: is it worthwhile? Ann Surg Oncol 2004;11 (1):27–33.
40 Lampe B, Raab R. Lokal weit fortgeschrittene Tumoren im weiblichen Becken – exenterative Operationen und Rekonstruktion. Dtsch Ärztebl 2004 101;11:A718–728.
41 Gebhardt C, Meyer W, Ruckriegel S, Meier U: Multivisceral resection of advanced colorectal carcinoma. Langenbecks Arch Surg 1999;384(2): 194–199.
42 Dohmoto M, Hunerbein M, Schlag PM: Palliative endoscopic therapy of rectal carcinoma. Eur J Cancer 1996;32A(1):25–29.

Chirurgische Gastroenterologie Interdisziplinär

Hauptthema · Main Topic

Chir Gastroenterol 2007;23:340–346
DOI: 10.1159/000109996

Online publiziert: 21. November 2007

Erweiterte multimodale Leberresektionen bei primären und sekundären Lebertumoren

Hauke Lang

Klinik für Allgemein-, Viszeral- und Transplantationschirurgie, Universitätsklinikum Essen, Deutschland

Schlüsselwörter
Erweiterte Leberresektion · Primäre und sekundäre Lebertumoren · Tumor-Debulking · Multimodale Therapie

Zusammenfassung
Trotz erheblicher Fortschritte im perioperativen Management und auf dem Gebiet der Leberchirurgie selbst gehen erweiterte Leberresektionen nach wie vor mit einer operationsbedingten Letalität von 1,0–8,7% für die erweiterte Rechtsresektion und einer tendenziell sogar deutlich höheren Rate bis zu 12,5% für die erweiterte Linksresektion einher. Dieser vergleichsweise hohen perioperativen Komplikationsrate stehen nach einer R0-Resektion 5-Jahres-Überlebensraten bis zu 46% und in hochselektionierten Fällen bis zu 59% für die beiden häufigsten primären Lebertumoren, das hepatozelluläre Karzinom (HCC) und das cholangiozelluläre Karzinom (CCC), und auch für das hiläre Gallengangskarzinom gegenüber. Für alle drei Tumorentitäten fehlen bislang randomisierte Studien zum Wert von adjuvanten/additiven Therapieverfahren. Im Gegensatz zur R0-Resektion scheint beim HCC und insbesondere beim CCC durch eine inkomplette Tumorresektion (R1/R2) kein Prognosegewinn erreichbar, so dass die Indikation zur erweiterten Leberresektion unter palliativen Gesichtspunkten bei diesen Tumoren nur in Ausnahmefällen gegeben sein kann. Ebenso wie bei den primären Lebertumoren kann auch bei den häufigsten sekundären Lebertumoren, den kolorektalen Lebermetastasen, durch eine erweiterte Leberresektion eine deutliche Prognoseverbesserung erreicht werden. Dies trifft sowohl für primär resektable als auch für erst sekundär, nach neoadjuvanter Vorbehandlung resektable Metastasen zu. Ob durch eine R1-Resektion ebenfalls ein Überlebensvorteil gegenüber der irresektablen Situation erreicht und somit auch eine Indikation zur erweiterten Leberresektion unter eher palliativen Gesichtspunkten gegeben sein könnte, ist bislang unklar. Im Gegensatz dazu ist bei symptomatischen neuroendokrinen Lebermetastasen die Indikation zur palliativen Leberresektion selbst dann gegeben, wenn durch eine absehbar inkomplette Resektion eine Reduktion der Tumormasse um mehr als 95% und damit vermutlich Symptomfreiheit erreicht werden kann. Eine Indikation zu technisch erweiterten Resektionen an der hypotherm perfundierten Leber ist nur in Ausnahmefällen gegeben. Wegen der deutlich geringeren perioperativen Morbidität und Letalität ist die In-situ-Technik, seltener auch die Ante-situm-Technik zu bevorzugen.

Key Words
Extended hepatectomy · Primary and secondary liver tumors · Tumor debulking · Multimodal therapy

Summary
Extended Multimodal Liver Resections in Primary and Secondary Liver Tumors
In recent two decades liver surgery has gained tremendous progress mainly due to new developments in surgical technique and in perioperative management. Nevertheless, major hepatectomies are still associated with a high perioperative mortality ranging between 1.0 and 8.7% for extended right and even somewhat higher rate up to 12.5% for extended left hepatectomy. For hepatocellular carcinomas (HCC) and cholangiocellular carcinomas (CCC) as well as hilar cholangiocarcinoma, the perioperative complication rates are counterbalanced by 5-year survival rates up to 46%, in highly selected cases up to even 59%, if complete tumor removal is possible. In contrast, there seems to be no or only little survival benefit after incomplete (R1/2) resection in HCC and CCC indicating that there is hardly any indication for an extended resection in these tumors. Similar to primary liver tumors, also in colorectal liver metastases a R0 resection results in a significant improvement of prognosis after extended liver resection both in primary as well as in secondary resectable tumors after neoadjuvant chemotherapy. Whether there is a survival benefit in colorectal metastases in the R1 situation compared to irresectable tumors remains to be determined. In contrast, in symptomatic neuroendocrine liver metastases even palliative extended hepatectomy is justified if there is a chance for debulking of more than 95% of the tumor mass to achieve relief of symptoms. Liver resection at the hypothermically perfused liver is rarely indicated. Due to the much lower perioperative morbidity and mortality, in situ and, less frequently, ante situ resections should be preferred.

KARGER

Fax +49 761 4 52 07 14
E-mail Information@Karger.de
www.karger.com

Accessible online at:
www.karger.com/cga

Prof. Dr. Hauke Lang, MA, FACS
Klinik für Allgemein-, Viszeral- und Transplantationschirurgie
Universitätsklinikum Essen
Hufelandstraße 55, 45122 Essen, Deutschland
Tel. +49 201 72311-06, Fax -13
E-mail hauke.lang@uk-essen.de

Einleitung

Leberresektionen orientieren sich an den vorgegebenen anatomischen Strukturen, um den Grundvoraussetzungen für eine ausreichende postoperative Leberfunktion – adäquate arterielle und portalvenöse Versorgung, ungehinderte lebervenöse und biliäre Drainage sowie ausreichende Parenchymmasse – Rechnung tragen zu können. Basierend auf der funktionell-segmentalen Gliederung der Leber, sind momentan die erweiterten Leberresektionen eindeutig definiert und umfassen die erweiterte Hemihepatektomie rechts (Resektion der Segmente IV–VIII ± I) und die erweiterte Hemihepatektomie links (Resektion der Segmente II–V, VIII ± I) [1–3]. Neben dieser anatomischen Definition, die sich ausschließlich an den zu entfernenden Lebersegmenten orientiert, können Leberresektionen jedoch auch unter funktionellen sowie operationstechnischen Aspekten erweitert sein. Während die «funktionelle Kapazität» der Leber schwer zu erfassen ist, lassen sich unter den technisch erweiterten Resektionen solche Operationsverfahren subsumieren, bei denen besondere, aus der Transplantationschirurgie entliehene Techniken zur Anwendung kommen (Leberprotektion durch Kühlperfusion, Verwendung eines veno-venösen Bypass) [4]. Bei der Planung einer erweiterten Leberresektion muss die Resektabilität sowohl unter funktionellen als auch unter operationstechnischen und onkologischen Aspekten beurteilt werden. Hierbei ist zwischen primären Lebertumoren (hepatozelluläres Karzinom (HCC), cholangiozelluläres Karzinom (CCC)), hilären Gallengangstumoren und sekundären Lebertumoren zu unterscheiden. Aufgrund der schwierigen Definition der funktionellen Kapazität soll im Folgenden lediglich auf die unter anatomischen und technischen Aspekten erweiterten Resektionen näher eingegangen werden.

Risikoevaluation/Beurteilung der Leberfunktion

Trotz ständiger Verbesserungen im perioperativen Management bei Leberresektionen sowie vor allem Weiterentwicklungen auf dem Gebiet der Leberchirurgie selbst gehen erweiterte Leberresektionen nach wie vor mit einer nicht unerheblichen Morbidität und auch Letalität einher. Die operationsbedingte Letalität liegt dabei zwischen 0 und 8% und übersteigt bei möglichen Operationserweiterungen nicht selten 10% [5–9]. In der Literatur wird für die erweiterte Rechtsresektion trotz des oftmals wesentlich geringeren Restlebervolumens eine deutlich niedrigere operationsbedingte Mortalität als nach erweiterter Linksresektion beschrieben (1,0–8,7% versus 0–12,5%) [8–10]. Dies kann unter anderem damit erklärt werden, dass es sich bei der erweiterten Rechtsresektion um eine exakte anatomische Resektion handelt und daher das verbleibende Lebervolumen eine optimale vaskuläre Versorgung sowie lebervenöse und biliäre Drainage besitzt, während die anatomische Orientierung bei erweiterten Linksresektionen schwierig und somit die Gefahr für devaskularisierte Areale wesentlich größer ist. Zudem ist bei einer erweiterten Linksresektion das operative Trauma deutlich höher (sehr große Resektionsfläche) als bei einer Rechtsresektion. Die operationsbedingte Morbidität nach anatomisch erweiterten Resektionen wird von den meisten Zentren mit 10 bis über 50% angegeben. Die großen Schwankungen beruhen dabei in erster Linie darauf, dass es für hepatobiliäre Eingriffe keine einheitliche Definition der Morbidität gibt, so dass eine Vergleichbarkeit der Literaturdaten vielfach nicht gegeben ist [5–12].
Nach erweiterten Leberresektionen stellt das Leberversagen die häufigste und wichtigste Ursache für die perioperative Mortalität dar. Allerdings ist das Risiko für eine postoperative Leberinsuffizienz von vielen Faktoren – wie Qualität des Lebergewebes (Verfettungsgrad, Fibrose, Cholestase), Ausmaß des operativen Traumas (Blutverlust, Größe der Resektionsfläche, Dauer der Hilusokklusion, Operationserweiterungen (Gefäß- oder Gallengangsresektionen bzw. -rekonstruktionen usw.) – oder aber auch von postoperativen Komplikationen (z.B. Galleleckagen) abhängig und daher im Einzelfall nur schwer kalkulierbar [11, 13]. Bei nicht vorgeschädigtem Leberparenchym mit normaler Synthese und Exkretionsfunktion sind etwa 25–30% des funktionellen Lebervolumens (entspricht etwa 0,5% des Körpergewichts) als Anhaltspunkt für die Größe des mindestens zu belassenden Lebergewebes anzusehen. Dies setzt eine einwandfreie arterielle und portalvenöse Blutversorgung sowie eine ungehinderte lebervenöse und biliäre Drainage des Restparenchyms voraus [14].

Steigerung der funktionellen Resektabilität

Pfortaderembolisation/-ligatur
Bei einem zu erwartenden kleinen Restlebervolumen kann durch eine vorherige Pfortaderembolisation (PVE) der zu resezierenden Leberseite eine kontralaterale Parenchymhypertrophie induziert und dadurch die funktionelle Resektabilität gesteigert werden. Der Parenchymzuwachs, der in der Regel zwischen 10 und 30%, gelegentlich auch bei knapp 50% liegt, ist jedoch im Einzelfall nicht vorhersagbar [15–18]. Alternativ zur Embolisation ist auch eine operative Ligatur der Pfortader möglich. Da bei der Ligatur nur der portalvenöse Blutzustrom im Hilus unterbunden, aber nicht das gesamte intrahepatische Pfortaderstromgebiet im zu resezierenden Lappen verlegt wird, kann es über intrahepatische Kollateralen zu einer Restdurchblutung dieser Leberabschnitte kommen. Hierdurch könnte ein geringerer Proliferationsreiz mit konsekutiv geringerem Volumenzuwachs des kontralateralen Lappens begründet sein [19]. Die bislang wenigen experimentellen und klinischen Daten hierzu sind jedoch widersprüchlich. Ein Nachteil der Pfortaderligatur gegenüber der -embolisation ist die durch die operative Manipulation im Leberhilus

hervorgerufene Vernarbung, welche die nachfolgende Leberresektion technisch erschweren kann.
Unklar ist bislang zudem, inwieweit der Proliferationsstimulus nach Pfortaderembolisation/-ligatur auch das Tumorwachstum, insbesondere von vorwiegend arteriell vaskularisierten Tumoren (HCC, kolorektale Metastasen) steigert. Aus diesem Grunde ist die Gabe einer systemischen Chemotherapie in diesem Zeitraum zu erwägen. In einer ersten Pilotstudie bei kolorektalen Lebermetastasen konnte gezeigt werden, dass die Kombination von PVE mit konsekutiver Chemotherapie bei vergleichbarer Parenchymzuwachsrate wie die alleinige PVE zu keiner Steigerung der perioperativen Morbidität nach erweiterter Resektion führt [20].
Bei hilären Gallengangskarzinomen ist das Konzept der PVE insofern nicht ganz unproblematisch, da die Resektionsplanung aufgrund der präoperativ nicht sicher zu beurteilenden intraduktalen Tumorausdehnung schwierig ist und gelegentlich intraoperativ korrigiert werden muss. Nach einer PVE ist jedoch der zu resezierende Leberlappen determiniert und ein Wechsel der Operationsstrategie kaum noch möglich [17, 18].

Mehrzeitige Leberresektion
Liegen funktionell irresektable, bilaterale Lebertumoren vor, kann gelegentlich eine komplette Resektion in zwei operativen Schritten erfolgen. Im ersten Schritt wird hierbei Tumorfreiheit eines Leberlappens erreicht, nach erfolgter Hypertrophie dieses Lappens werden dann die verbliebenen Lebertumoren aus dem kontralateralen Lappen entfernt. Auch bei diesem Konzept kann der durch die erste Leberresektion gesetzte Proliferationsreiz zu einem gesteigerten Tumorwachstum im verbliebenen Lebergewebe führen [21].

Nichtkonventionelle Leberresektionen

Bei ausgedehnten Resektionen und Rekonstruktion des Lebervenensterns (gegebenenfalls in Kombination mit einer Pfortaderrekonstruktion) kann es günstig oder sogar erforderlich sein, die Leber deutlich länger als 1 h vaskulär auszuklemmen. Um die Ischämietoleranz der Leber entsprechend zu verlängern, ist – basierend auf den Erfahrungen aus der Transplantationschirurgie – eine hypotherme Perfusion der Leber erforderlich. Zudem muss bei diesen Formen der Leberresektion zur hämodynamischen Stabilisierung ein porto-femoro-axillärer veno-venöser Bypass angelegt werden. Drei verschiedene Resektionsformen werden unterschieden [4, 22].

In-situ-Resektion
Bei der In-situ-Leberresektion wird die Leber komplett vaskulär ausgeklemmt und über die Vena portae mit kalter Konservierungslösung (HTK) in regelmäßigen Abständen (etwa alle 30 min) perfundiert. Die Resektion erfolgt dann an der blutleeren und gekühlten Leber. Die Notwendigkeit für die Anlage eines veno-venösen Bypasses hängt von der Gesamtlänge der Hilusokklusion sowie auch davon ab, ob die Vena cava geklemmt werden muss. Für die maximal tolerablen Klemmzeiten von Vena cava und Leberhilus gibt es keine zuverlässigen Daten. Im eigenen Vorgehen wird ein veno-venöser Bypass in der Regel dann angelegt, wenn die Vena cava absehbar deutlich länger als 20 min okkludiert werden muss (enge Absprache mit der Anästhesie!). Ist ein Cross-Clamping der Vena cava nicht erforderlich (z.B. bei Tumorbefall nur des Venensterns, und nicht der Vena cava), kann auf eine Bypass-Anlage in der Regel verzichtet werden, wenn auch die Gesamthilusokklusion weniger als 60 min beträgt und somit vermutlich keine wesentliche Stauung im Mesenterialstromgebiet auftreten wird. Gegebenenfalls kann in diesen Situationen (bei nicht geklemmter Vena cava) anstelle eines porto- oder mesenterico-axillären, veno-venösen Bypass auch ein temporärer end/seit-portocavaler Shunt zur Dekompression des Mesenterialgebiets angelegt werden.

Ante-situm-Resektion
Die Ante-situm-Resektion entspricht im Prinzip der In-situ-Resektion, allerdings wird zusätzlich die suprahepatische Vena cava knapp unterhalb des Zwerchfells durchtrennt. Hierdurch kann die Leber nach vorne aus dem Situs herausgedreht werden, was den operationstechnischen Zugang zum Lebervenenstern erleichtert. Bei Durchtrennung auch der infrahepatischen Vena cava kann die Leber zudem seitlich rotiert werden. Bei der Ante-situm-Resektion ist immer ein veno-venöser Bypass erforderlich.

Ex-situ-Resektion
Bei der Ex-situ-Resektion wird die Leber komplett aus dem Situs entnommen und hypotherm perfundiert. Die Leberresektion erfolgt an der gekühlten Leber außerhalb des Körpers auf einem Beistelltisch. Nach erfolgter Resektion und eventueller Ex-situ-Rekonstruktion von Gefäßen wird die Leber danach unter Anlage der entsprechenden Gefäß- und Gallengangsanastomosen wieder implantiert. Die Anlage eines veno-venösen Bypass ist bei diesen Resektionen obligat.

Ergebnisse der In-situ-, Ante-situm- und Ex-situ-Resektion
Insgesamt finden sich nach In-situ-, Ante-situm- und Ex-situ-Resektionen wegen sekundärer Lebertumoren enttäuschende Ergebnisse. So überlebte in der bisher größten Serie nach 17 technisch erweiterten Resektionen nur 1 Patientin länger als 5 Jahre postoperativ (nach Ante-situm-Resektion bei Mammakarzinommetastasen). Das 5-Jahres-Überleben lag somit lediglich bei 6%, das tumorfreie 5-Jahres-Überleben war 0%. Bei sehr kurzen tumorfreien Überlebensraten betrug das mediane Überleben nach Resektion kolorektaler Lebermetastasen (n = 6) 21 Monate, bei Leiomyosarkommetastasen (n = 6) 32,5 Monate [4, 22–24]. Diese Ergebnisse legen, insbesondere in Anbetracht neuer Therapiemöglichkeiten der konservativen Onkologie bei Lebermetastasen kolorektaler Karzinome

und gastrointestinaler Stromatumoren, eine sehr eng begrenzte Indikationsstellung für technisch ausgedehnte Leberresektionen nahe.
Noch ungünstiger als die Erfahrungen mit den sekundären Lebertumoren sind die Ergebnisse der extrakorporalen Leberresektion bei lokal fortgeschrittenen hilären Gallengangskarzinomen. Drei von insgesamt 4 Patienten wiesen zum Zeitpunkt der Operation eine Cholestase auf und verstarben an einem postoperativen Leberversagen. Ein weiterer Patient verstarb 13 Monate nach der Operation an einem Tumorrezidiv [22].
Nach Ex-situ-Resektion bei primären Leberkarzinomen (2 HCC, 2 CCC) verstarben 2 Patienten perioperativ sowie ein dritter 25 Monate postoperativ am Tumorrezidiv. Ein Patient, bei dem wegen eines Leberversagens nach Ex-situ-Resektion eine Notfall-Lebertransplantation vorgenommen worden war, lebte länger als 5 Jahre [22].
Unabhängig von der Indikationsstellung gilt, dass aufgrund der immer erforderlichen arteriellen und auch biliären Rekonstruktion die Ex-situ-Resektion im Vergleich zu den beiden anderen Verfahren mit einer deutlich höheren Morbidität einhergeht. Da aber selbst komplexe Rekonstruktionen des Lebervenensterns oder der Vena cava nahezu immer im Situs erfolgen können, wird im eigenen Vorgehen fast ausnahmslos die In-situ-Technik, seltener die Ante-situm-Technik angewendet.

Primäre Lebertumoren

Die Leberresektion stellt sowohl für das HCC in nichtzirrhotischer Leber als auch für das CCC die Therapie der Wahl dar. Allerdings ist bislang weder die Frage nach der Größe des einzuhaltenden tumorfreien Sicherheitssaums noch die nach dem bevorzugten Resektionsverfahren – anatomisch oder atypisch – abschließend geklärt. Einigkeit herrscht lediglich, dass im Stadium IV (metastasiertes HCC oder CCC) eine Resektion nicht mehr indiziert ist. Eine weitere, lediglich auf den präoperativ abgeleiteten UICC-Stadien basierende Stratifizierung ist nur eingeschränkt hilfreich, da die UICC-Stadien II und III sehr heterogen sind. Die Indikation zur Leberresektion muss daher immer individuell und abhängig von der Größe, der Anzahl, der Lokalisation und dem Verteilungsmuster der Tumoren sowie selbstverständlich der mutmaßlichen Prognose getroffen werden. Die Resektion eines HCC oder CCC sollte immer dann in Erwägung gezogen werden, wenn eine R0-Resektion möglich und das Restgewebe funktionell ausreichend erscheint. Dabei stellen weder ein kontinuierliches Tumorwachstum in Nachbarstrukturen oder -organe (wie z.B. Zwerchfell oder Magen) noch in individuellen Fällen eine Gefäßinfiltration im Leberhilus oder der Vena cava eine Kontraindikation dar, wenn nach Resektion und entsprechender Rekonstruktion eine R0-Situation entsteht [12, 25].

Während HCC in Leberzirrhose im Rahmen von Screening- bzw. Verlaufsuntersuchungen häufig früh diagnostiziert werden, weisen HCC in nichtzirrhotischer Leber zum Zeitpunkt der Diagnosestellung oftmals eine erhebliche Größe auf. Im eigenen Patientengut mit bisher 80 Leberresektionen wegen eines HCC in nichtzirrhotischer Leber betrug der Anteil an erweiterten Leberresektionen immerhin 35%. Die erreichte 5-Jahres-Überlebensrate war mit 20% nach erweiterten Resektionen signifikant niedriger als in der Gesamtgruppe (5-Jahres-Überlebensrate 30%) bei jedoch nahezu identischem tumorfreien 5-Jahres-Überleben (18 versus 22%). In der multivariaten Analyse zeigte sich das Resektionsausmaß (erweiterte versus nichterweiterte Resektion) nicht als prognostischer Faktor, sofern eine R0-Resektion vorlag [25]. Nach erweiterter Linksresektion (n = 10) war dabei im eigenen Patientengut das 5-Jahres-Überlebensrate mit 34% (medianes Überleben 47 Monate) vergleichbar mit den Gesamtresultaten [10].
Nach inkompletter Resektion (R1-Resektion) fand sich eine signifikant schlechtere 5-Jahres-Überlebensrate als nach R0-Resektion (0% im Vergleich zu 39%, medianes Überleben 16 versus 44 Monate). Da für das HCC ohne Zirrhose nahezu keine Daten zum spontanen Verlauf vorliegen, kann anhand der vorliegenden Ergebnisse nicht abgeschätzt werden, ob durch eine R1-Resektion überhaupt ein Prognosegewinn gegenüber einer nichtoperativen Therapie erreicht wird. Die Erwartungen, durch eine neoadjuvante Therapie des HCC mittels transarterieller Chemoembolisation (TACE) die Überlebensraten nach Resektion zu steigern, erfüllten sich bisher nicht. Vielmehr fanden sich in prospektiven Untersuchungen teilweise sogar schlechtere Überlebensraten, bedingt durch eine höhere Rate an postoperativen Leberversagen und extrahepatischen Tumorrezidiven [26]. Möglicherweise kann bei noch nicht fortgeschrittenem Parenchymumbau durch eine kombinierte arterielle und portalvenöse Embolisation ein synergistischer Effekt erreicht werden. Bei insgesamt 18 Patienten konnten Ogata et al. [27] durch sequentielle TACE/PVE eine Rate an kompletten Tumornekrosen über 80% erreichen. Die rezidivfreie 5-Jahres-Überlebensrate lag mit 37 versus 19% nach Resektion und vorheriger kombinierter TACE/PVE im Vergleich zur Resektion nach alleiniger PVE signifikant höher.
Die vorliegenden Daten belegen, dass erweiterte Leberresektionen beim HCC immer dann indiziert sind, wenn hierdurch eine R0-Resektion erreichbar ist. Weitere Untersuchungen sind erforderlich, um den Stellenwert möglicher adjuvanter/neoadjuvanter und auch der additiven/palliativen Therapiekonzepte zu überprüfen. Aufgrund der bislang unzureichenden Datenlage erscheint eine erweiterte Leberresektion unter palliativen Gesichtspunkten beim HCC gegenwärtig nur in Ausnahmefällen berechtigt.
Das intrahepatische Gallengangskarzinom macht etwa 10% aller primären Lebertumoren aus. Ähnlich wie HCC bleiben CCC in der Regel lange Zeit asymptomatisch und werden oft

erst bei ausgedehnter Tumorgröße diagnostiziert [28]. Die Resektionsraten sind entsprechend niedrig und größere Fallzahlen daher selten. In der Mehrzahl sind erweiterte Leberresektionen (im eigenen Patientengut in mehr als 50% der Fälle) erforderlich. Die nach erweiterter Rechts- oder Linksresektion in der Literatur beschriebenen 5-Jahres-Überlebensraten liegen dabei mit 11–46% im Bereich der Ergebnisse nach potentiell kurativer Resektion eines CCC generell [9, 28, 29]. Unsere Daten zeigen dabei ebenso wie die wenigen Literaturdaten, dass die 5-Jahres-Überlebensraten nach erweiterter Linksresektion (zwischen 11 und 19%) tendenziell schlechter als nach erweiterter Rechtsresektion sind [9, 29]. Eine Analyse unserer Daten zeigt weiterhin, dass durch eine R1-Resektion kein Überlebensvorteil erzielt werden kann [29]. Bei einem medianen Überleben von nur 5 Monaten nach potentiell nichtkurativer, erweiterter Leberresektion sprechen diese Daten dafür, dass beim CCC eine Indikation zur erweiterten Leberresektion unter palliativen Aspekten nur in begründeten Ausnahmefällen gegeben sein kann.

Hiläres Gallengangskarzinom

Ebenso wie für primäre Lebertumoren stellt auch beim hilären Gallengangskarzinom die Leberresektion die Therapie der Wahl dar, sofern keine Fernmetastasierung vorliegt [17, 18, 30, 31]. Aufgrund des gelegentlich diskontinuierlichen Wachstums des Tumors sind Angaben zu erforderlichen tumorfreien Sicherheitsabständen in longitudinaler Richtung (duktaler Absetzungsrand) nur eingeschränkt verwertbar.
Für das hiläre Gallengangskarzinom ist charakteristisch, dass ein hoher Anteil der unter kurativer Absicht operierten Tumoren nur inkomplett entfernt werden kann. Die Gründe hierfür liegen neben der lokalen periduktalen Invasion des Tumors in erster Linie im intraduktalen, makroskopisch nicht nachweisbaren Tumorwachstum. Entsprechend handelt es sich bei den inkompletten Resektionen selten um R2-, sondern überwiegend um R1-Resektionen, deren Rate in der Literatur mit bis zu 60% angegeben wird [32].
Unter onkologischen und operationstechnischen Aspekten stellt die erweiterte Hemihepatektomie rechts das beste Verfahren dar, da es eine weitgehend tumorferne Präparation erlaubt und die potenziell größten tumorfreien Resektionsränder erreicht [31]. Dies trifft zumindest auf die Tumortypen I, II und IIIa (nach Bismuth) zu. Allerdings ist auch bei Tumoren des Typs IIIb und mehr noch des Typs IV durch Absetzen des linken Ductus hepaticus noch jenseits der hilären Platte eine Chance auf eine Resektion mittels erweiterter Rechtsresektion gegeben. Dieses Verfahren ist aus operationstechnischer Sicht zudem interessant, da bei einer zusätzlichen Pfortaderresektion jegliche Dissektion in Tumornähe vermieden und somit das Grundkonzept der onkologischen Chirurgie, die «No-Touch»-Technik, auch im Leberhilus erfüllt wird [31]. Die mit dieser Operation erreichten 5-Jahres-Überlebensraten liegen zwischen 32 und 48% und damit deutlich über den Resultaten aller anderen Resektionsformen, zumal diesen Ergebnissen überwiegend Tumoren des Typs III und IV nach Bismuth-Corlette zugrunde liegen, also Tumoren, die zumindest periduktal weit fortgeschritten waren [17, 18, 31]. Diese Daten lassen darauf schließen, dass durch Einschluss vor allem früher Tumorstadien noch günstigere Überlebensraten erreichbar sind. Das von Neuhaus et al. [31] propagierte Konzept der generellen Pfortaderresektion, das in der Berliner Serie zu einer signifikanten Verbesserung des 5-Jahres-Überlebensrate auf nahezu 60% führt, entspricht diesem Prinzip.
Aufgrund des relativ kurzen extrahepatischen Abschnitts des rechten Ductus hepaticus werden erweiterte Linksresektionen bei hilären Gallengangskarzinomen wesentlich seltener als erweiterte Rechtsresektionen durchgeführt – im eigenen Patientengut mit immerhin mehr als 100 Resektionen wegen eines hilären Gallengangskarzinoms lediglich 7. Das kalkulierte 5-Jahres-Überleben betrug dabei 53% [10].
Die durch eine erweiterte Resektion erzielbare Steigerung der Resektionsrate und Erhöhung des Resektionsausmaßes bedingt jedoch auch eine hohe operationsbedingte Letalität von bis zu 13%. Die kombinierte Hepatikusgabel- und Leberresektion besitzt dabei eine höhere Morbidität und Mortalität als vergleichbare Leberresektionen für andere Indikationen. Hierfür sind neben der Leberinsuffizienz in erster Linie septische Kombination durch bakterielle Kontamination der Gallenwege verantwortlich [17, 18, 30, 31].
In den meisten Arbeiten wird für die R1-Resektion eine signifikant schlechtere Überlebensrate als nach R0-Resektion angegeben [17, 18, 30, 31]. Allerdings konnte in einer Arbeit ein Überlebensvorteil durch eine postoperative Chemotherapie mit 5-Fluorouracil oder Gemcitabin nach R1/R2-Resektion (medianes Überleben 13,9 Monate im Vergleich zu 5,3 Monaten in der Kontrollgruppe) gezeigt werden [33]. Zudem gibt es erste Daten, die nach inkompletter Resektion (R1/R2) auf einen Überlebensvorteil durch eine postoperative Radiatio mit 50 Gy hinweisen [34]. Wenngleich durch neuere Arbeiten ein positiver Effekt auf die Prognose durch eine additive Therapie nahegelegt wird, gibt es bislang keine Daten aus prospektiven, randomisierten Studien, die einen Überlebensvorteil einer palliativen Resektion gegenüber der nichtoperativen Therapie belegen.

Sekundäre Lebermalignome

Kolorektale Lebermetastasen
Im Gegensatz zu HCC und CCC sowie dem hilären Gallengangskarzinom liegen für die beiden wichtigsten Indikationsgruppen bei den sekundären Lebertumoren (kolorektale Lebermetastasen, neuroendokrine Lebermetastasen) vergleichsweise valide Literaturdaten vor [35–42]. So hat sich in den letzten Jahren zunehmend durchgesetzt, dass die früher für

die Resektion kolorektaler Lebermetastasen geforderte tumorfreie Sicherheitszone von mindestens 1 cm allenfalls eine untergeordnete prognostische Bedeutung besitzt [35, 38]. Der entscheidende Parameter ist die R0-Resektion (nahezu unabhängig von der Größe des Sicherheitsabstands). Dies hat zweierlei praktische Konsequenzen:

1) Unter onkologischen Gesichtspunkten sind limitierte Resektionsformen anatomischen Resektionen vermutlich gleichwertig und daher aufgrund des Parenchymerhalts zu präferieren.
2) Aus onkologischen Gründen kann die Indikationsstellung zur Leberresektion ausgeweitet werden, da eine R0-Resektion mit einem minimalen Sicherheitsabstand operationstechnisch im Vergleich zu 1 cm Sicherheitsabstand häufiger möglich ist.

Neuere Arbeiten deuten sogar auf einen Prognosegewinn durch eine R1-Resektion im Vergleich zur irresektablen Situation hin, so dass selbst bei fraglicher Resektabilität eine großzügige Operationsindikationsstellung erfolgen kann (5-Jahres-Überleben nach R1-Resektion 17% [35]). Unumstritten bleibt momentan jedoch, dass eine R2-Resektion mit keiner Verlängerung des Überlebens assoziiert ist [35–42].

Obwohl vielfältige Literatur zur Leberresektion bei kolorektalen Metastasen vorliegt, finden sich nahezu keine aussagekräftigen Angaben, die eine weitere Analyse hinsichtlich der gewählten Resektionsform erlauben. In einer Analyse von Pawlik et al. [38] findet sich kein signifikanter Unterschied zwischen dem medianen Überleben nach erweiterter Resektion (81 versus 74 Monate) im Vergleich zu kleineren Resektionen. Für die erweiterte Linksresektion finden sich in der Literatur wenige, aber übereinstimmende Daten, die eine 5-Jahres-Überlebensrate von zirka 40% angeben [9, 10]. Vergleichbar hierzu beschrieben Bolton et al. [39] eine 5-Jahres-Überlebensrate von 37% nach 44 komplexen, davon 23 (52%) erweiterten Resektionen. Die gleiche Arbeitsgruppe berichtet über eine 5-Jahres-Überlebensrate von 36% nach 121 Keil- bzw- Segmentresektionen, so dass anhand dieser Daten erweiterten Leberresektionen eine ähnliche Rolle wie limitierten Resektionen bei der Behandlung kolorektaler Metastasen zugeschrieben werden muss [39].

Ähnliche Ergebnisse können auch erreicht werden, wenn bei primär irresektablen kolorektalen Lebermetastasen durch eine neoadjuvante Vorbehandlung erst sekundär Resektabilität erreicht werden kann. Die hierbei erzielten Überlebensraten sind in etwa den Ergebnissen nach alleiniger Resektion vergleichbar. So beschreiben Adam et al. [41] ein 5-Jahres-Überleben von 33% bei 138 sekundär resektablen kolorektalen Metastasen versus 48% bei initial resektablen Metastasen ($p = 0{,}01$), während Nuzzo et al. [42] ein nahezu identisches 3-Jahres-Überleben von 73 versus 71% bei jedoch signifikant niedrigerem tumorfreien 3-Jahres-Überleben von 31 versus 58% ($p = 0{,}04$) bei erst sekundär resektablen Metastasen angeben.

Neuroendokrine Lebermetastasen

Da die Ergebnisse der Leberresektion bei neuroendokrinen Metastasen durchweg nach der R-Klassifikation, dem Ausmaß der Gesamttumormasse im Verhältnis zum Leberparenchym sowie nach der Anzahl bzw. Lokalisation (uni- oder bilateraler Leberbefall mit und ohne extrahepatischen Tumornachweis), jedoch nahezu nie nach dem Ausmaß der vorgenommenen Leberresektion stratifiziert werden, ist es schwierig, die Rolle der erweiterten Leberresektion bei der Therapie dieser Tumoren näher zu erläutern. In einer der größten Einzelserien mit 47 Leberresektionen finden sich bei Elias et al. [43] insgesamt 66% ausgedehnte Leberresektionen, davon 17 erweiterte Hemihepatektomien (14 rechts und 3 links). Bei 77% der Patienten wurde zudem mindestens ein extrahepatischer Tumor mit entfernt. Insgesamt wurden 25 R0-, 12 R1- und 10 R2-Resektionen erreicht, allerdings konnte bei jeder Resektion über 95% der Tumormasse entfernt werden. Die erreichten 5-Jahres-Überlebensraten nach R0-, R1- und R2-Resektion unterschieden sich dabei mit 74, 70 und 47% nicht signifikant. Sowohl die geringe Rate an R0-Resektionen (zwischen 32 und 53%) als auch die geringe prognostische Bedeutung der R-Klassifikation werden überwiegend in der Literatur bestätigt [44, 45]: Lediglich in einer Arbeit (nur Arbeiten mit mehr als 30 Leberresektionen berücksichtigt) findet sich eine Abhängigkeit des Überlebens vom Residualtumorstatus (5-Jahres-Überlebensrate nach R0-Resektion ($n = 10$) 86% versus 26% ($n = 21$) nach R2-Resektion) [46].

Inwiefern durch ein operatives Tumor-Debulking eine Verlängerung der Überlebenszeit überhaupt erreicht werden kann, ist bislang nicht abschließend geklärt. Allerdings deuten die meisten Arbeiten auf eine Verlängerung des Überlebens durch ein Tumor-Debulking hin. So konnten Osborne et al. [47] nach R2-Resektion sowohl ein signifikant besseres medianes Überleben (32 ± 19 versus 24 ± 16 Monate) als auch ein signifikant längeres symptomfreies Überleben im Vergleich zur Embolisation nachweisen – bei einer für beide Verfahren nahezu identischen Rate an Symptomfreiheit (70%). In dieser Arbeit wurde bei 60% aller Leberresektionen ($n = 61$) und bei sogar 85% aller Embolisationsbehandlungen ($n = 59$) eine adjuvante/additive Therapie mit Somatostatin-Analoga und/oder Chemotherapie bzw. Radiotherapie angeschlossen. Eine weitere Analyse der Ergebnisse, abhängig von der jeweils durchgeführten additiven/adjuvanten Therapie, wurde jedoch nicht vorgenommen, so dass insgesamt der Stellenwert dieser Therapieformen unklar bleibt. Obwohl, wie eingangs erwähnt, in der Literatur nicht näher auf die Ergebnisse der erweiterten Leberresektion eingegangen wird, lassen die vorliegenden Arbeiten darauf schließen, dass bei Vorliegen von symptomatischen neuroendokrinen Lebermetastasen die Indikation selbst zur erweiterten Leberresektion auch dann gegeben ist, wenn zwar keine R0-Situation, jedoch mindestens eine Tumormassenreduktion von 95% erreichbar erscheint.

Literatur

1 Starzl TE, Iwatsuki S, Shaw BW, Waterman PM, van Thiel D, Diliz HS, Dekkar A, Bron KM: Left hepatic trisegmentectomy. Surg Gynecol Obstet 1982;155:21–27.

2 Blumgart LH, Baer HU, Czerniak A, Zimmermann A, Dennison AR: Extended left hepatectomy: technical aspects of an evolving procedure. Br J Surg 1993;80:903–906.

3 Broelsch CE: Erweiterte Leberresektionen. Chirurg 1990;61:692–700.

4 Oldhafer KJ, Lang H, Malagó M, Testa G, Broelsch CE: Ex situ Resektion und Resektion an der in situ perfundierten Leber-gibt es noch Indikationen? Chirurg 2001;72:131–137.

5 Povoski SP, Fong Y, Blumgart LH: Extended left hepatectomy. World J Surg 1999;23:1289–1293.

6 Melendez J, Ferri E, Zwillman M, Fischer M, DeMatteo R, Leung D, Jarnagin W, Blumgart LH: Extended hepatic resection: a 6-year retrospective study of risk factors for perioperative mortality. J Am Coll Surg 2001;192:47–53.

7 Jarnagin WR, Gonen M, Fong Y, DeMatteo RP, Ben-Porat L, Little S, Corvera C, Weber S, Blumgart LH: Improvement in perioperative outcome after hepatic resection: analysis of 1803 consecutive cases over the past decade. Ann Surg 2002;236:398–406.

8 Vauthey JN, Pawlik TM, Abdalla EK, Arens JF, Nemr RA, Wei SH, Kennamer DL, Ellis LM, Curley SA: Is extended hepatectomy for biliary malignancy justified? Ann Surg 2004;239:722–732.

9 Nishio H, Hidalgo E, Hamady ZZR, Ravindra KV, Kotru A, Dasgupta D, Al-Mukhtar A, Prasad KR, Toogood GJ, Lodge JPA: Left hepatic for hepatobiliary malignancy – results and an appraisal of its current role. Ann Surg 2005;242:267–275.

10 Lang H, Sotiropoulos GC, Brokalaki I, Radtke A, Frilling A, Molmenti E, Paul A, Malagó M, Broelsch CE: Left trisectionectomy for hepatobiliary malignancies. J Am Coll Surg 2006;203:311–321.

11 Wei AC, Poon RTP, Fan ST, Wong J: Risk factors for perioperative morbidity and mortality after extended hepatectomy for hepatocellular carcinoma. Br J Surg 2003;90;33–41.

12 Lang H, Mischinger HJ: Chirurgische Onkologie der Leber; in Gnant M, Schlag PM (Hrsg): Chirurgische Onkologie – Strategien und Standards für die Praxis. Wien, Springer, 2008. .

13 Shoup M, Gonen M, DÁngelica M, Jarnagin WR, DeMatteo RP, Schwartz LH, Tuorto S, Blumgart LH, Fong Y: Volumetric analysis predicts hepatic dysfunction in patients undergoing major liver resection. J Gastrointest Surg 2003;7:325–330.

14 Lang H, Radtke A, Hindennach M, Schroeder T, Frühauf NR, Peitgen HO, Malagó M, Bourquain H, Oldhafer KO, Broelsch CE: Impact of virtual tumor resection and computer-assisted risk analysis on operation planning and intraoperative strategy in major hepatic resection. Arch Surg 2005;140:629–638.

15 Azoulay D, Castaing D, Smail A, et al: Resection of nonresectable liver metastases from colorectal cancer after percutaneous portal vein embolization. Ann Surg 2000;231:480–486.

16 Hemming AW, Reed AI, Howard RJ, Fujita S, Hochwald SN, Caridi JG, Hawkins IF, Vauthey JN: Preoperative portal vein embolization for extended hepatectomy. Ann Surg 2003;237:686–693.

17 Kawasaki S, Imamura H, Kobayashi A, Noike T, Miwa S, Miyagawa S: Results of surgical resection for patients with hilar bile duct cancer – application of extended hepatectomy after biliary drainage and hemihepatic portal vein embolization. Ann Surg 2003;238:84–92.

18 Nagino M, Kamiya J, Kanai M, Uesaka K, Sano T, Yamamoto H, Hayakawa N, Nimura Y: Right trisegment portal vein embolization for biliary tract carcinoma: technique and clinical utility. Surgery 2000;127:155–160.

19 Broering DC, Hillert C, Krupski G, Fischer L, Muelller L, Achilles EG, Schulte am Esch J, Rogiers X: Portal vein embolization vs portal ligation for induction of hypertrophy of the future liver remnant. J Gastrointest Surg 2002;6:905–913.

20 Goéré D, Farges O, Leporrier J, Sauvnet A, Vilgrain V, Belghiti J: Chemotherapy does not impair hypertrophy of the left liver after right vein obstruction. J Gastrointest Surg 2006;10:365–370.

21 Adam R, Laurent A, Azoulay D, Castaing D, Bismuth H: Two-stage hepatectomy: a planned strategy to treat irresectable liver tumors. Ann Surg 2000;232:777–785.

22 Oldhafer KJ, Lang H, Schlitt HJ, Hauss J, Raab R, Klempnauer J, Pichlmayr R: Long-term experience after ex situ liver surgery. Surgery 2000;127:520–527.

23 Lang H, Nussbaum KT, Weimann A, Raab R: Ergebnisse der Resektion nichtkolorektaler nichtneuroendokriner Lebermetastasen. Chirurg 1999; 70:439–446.

24 Lang H, Nussbaum KT, Kaudel P, Frühauf NR, Flemming P, Raab R: Hepatic metastases from leiomyosarcoma – a single center experience with 34 liver resections over a fifteen-year-period. Ann Surg 2000;231:500–505.

25 Lang H, Sotiropoulos GC, Brokalaki I, Schmitz KJ, Bertona C, Meyer G, Frilling A, Paul A, Malagó M, Broelsch CE: Survival and recurrence rates after resection for hepatocellular carcinoma in noncirrhotic livers. J Am Coll Sorg 2007;205:27–36.

26 Wu CC, Ho YZ, Lin Ho W, Wu TC, Liu TJ, P'Eng FK: Preoperative transcatheter arterial chemoembolization for resectable large hepatocellular carcinoma: a reappraisal. Br J Surg 1995;82:122–126.

27 Ogata S, Belghiti J, Farges O, Varma D, Sibert A, Vilgrain V: Sequential arterial and portal vein embolizations before right hepatectomy in patients with cirrhosis and hepatocellular carcinoma. Br J Surg 2006;93:1091–1098.

28 Weimann A, Varnholt H, Schlitt HJ, Lang H, Flemming P, Hustedt C, Tusch G, Raab, R: Retrospective analysis of prognostic factors after liver resection and transplantation for cholangiocarcinoma. Br J Surg 2000;87:1182–1187.

29 Lang H, Sotiropoulos GC, Dömland M, Frühauf NR, Paul A, Kind EM, Malagó M, Broelsch CE: Extended hepatectomy for intrahepatic cholangiocellular carcinoma (ICC) – when is it worthwhile? Single center experience with 27 resections in 50 patients over a 5-years-period. Ann Surg 2005;241: 134–143.

30 Jarnagin WR, Fong Y, DeMatteo RP, Gonen M, Burke EC, Bodniewicz BSJ, Youssef BAM, Klimstra D, Blumgart LH: Staging, resectability, and outcome in 225 patients with hilar cholangiocarcinoma. Ann Surg 2001;234:507–517.

31 Neuhaus P, Jonas S, Bechstein WO, Lohmann R, Radke C, Kling N, Wex C, Lobeck H, Hintze R: Extended resections for hilar cholangiocarcinoma. Ann Surg 1999;230:808–818.

32 Kolb A, Kleef J, Friess H, Büchler MW: Bedeutung der R1-Resektion im hepatobiliär-pankreatischen System. Chirurg 2007;78:802–809.

33 Puhalla H, Gruenberger T, Pokorny H, Soliman T, Wrba F, Sponer U, Winkler T, Ploner M, Raderer M, Steininger R, Mühlbacher F, Laengle F: Resection of hilar cholangiocarcinomas:pivotal prognostic factors and impact of tumor sclerosis. World J Surg 2003;27:680–684.

34 Cheng Q, Luo X, Zhang B, Jiang X, Yi B, Wu M: Predictive factors for prognosis of hilar cholangiocarcinoma: postresection radiotherapy improves survival. Eur J Surg Oncol 2007;33:202–207.

35 Scheele J, Altendorf-Hofmann A, Grube T, Hohenberger W, Stangl R, Schmidt K: Resection for colorectal liver metastases – what prognostic factors determine selection? Chirurg 2001;72:547–560.

36 Fong Y, Fortner J, Sun RL, Brennan MF, Blumgart LH: Clinical score for predicting recurrence after hepatic resection for metastatic colorectal cancer. Analysis of 1001 consecutive cases. Ann Surg 1999;230:309–321.

37 Zorzi J, Mullen JT, Abdalla EK, Pawlik TM, Andreas A, Muratore A, Curley SA, Mentha G, Capussotti L, Vauthey JN: Comparison between hepatic wedge resection and anatomic resection for colorectal liver metastases. Gastrointest Surg 2006; 10:86–94.

38 Pawlik TM, Scoggins CR, Zorzi D, Abdalla EK, Andres A, Eng C, Curley SA, Loyer EM, Muratore A, Mentha G, Capussotti L, Vauthey JN: Effect of surgical margin status on survival and site of recurrence after hepatic resection for colorectal metastases. Ann Surg 2005;241:715–724.

39 Bolton JS, Fuhrman GM: Survival after resection of multiple bilobar hepatic metastases from colorectal carcinoma. Ann Surg 2000;231:743–751.

40 Bechstein WO, Golling M: Chirurgische Resektion kolorektaler Lebermetastasen – was ist Standard? Chirurg 2005;76:543–551.

41 Adam R, Delvart V, Pascal G, Valeanu A, Castaing D, Azpulay D, Giachetti S, Paule B, Kunstlinger F, Ghémard O, Levi F, Bismuth H: Rescue surgery for unresectable colorectal liver metastases downstaged by chemotherapy: a model to predict long-term survival. Ann Surg 2004;240:644–657.

42 Nuzzo G, Giuliante F, Ardito F, Vellone M, Pozzo C, Cassano A, Giovannini I, Barone C: Liver resection for primarily unresectable colorectal metastases downsized by chemotherapy. J Gastrointest Surg 2007;11:318–324.

43 Elias D, Lasser P, Ducreux M, Duvillard P, Ouellet JF, Dromain C, Schlumberger M, Pocard M, Boige V, Miquel C, Baudin E: Liver resection (and associated extrahepatic resections) for metastatic well-differentiated endocrine tumors: a 15-year single center prospective study. Surgery 2003;133:375–382.

44 Que FG, Nagorney DM, Batts KP, Linz LJ, Kvols LK: Hepatic resection for metastatic neuroendocrine carcinoma. Am J Surg 1995;169:36–42.

45 Norton JA, Warren RS, Kelly MG, Zuraek MB, Jensen RT: Aggressive surgery for metastatic liver neuroendocrine tumors. Surgery 2003;134:1057–1063.

46 Naeve H, Mössinger E, Feist H, Lang H, Raab HR: Surgery as primary treatment in patients with liver metastases from carcinoid tumors: a retrospective, unicentric study over 13 years. Surgery 2001;129: 170–175.

47 Osborne DA, Zervos EE, Strosberg J, Boe BA, Malafa M, Rosemurgy AS, Yeatman TJ, Carey L, Duhaine L, Kvols LK: Improved outcome with cytoreduction versus embolization for symptomatic hepatic metastases of carcinoid and neuroendocrine tumors. Ann Surg Oncol 2006;13:572–581.

Chirurgische Gastroenterologie Interdisziplinär

Hauptthema · Main Topic

Chir Gastroenterol 2007;23:347–352
DOI: 10.1159/000109411

Online publiziert: 21. November 2007

Zytoreduktive Chirurgie und hypertherme intraperitoneale Chemotherapie bei peritoneal metastasiertem Kolonkarzinom

Gabriel Glockzin Hans J. Schlitt Pompiliu Piso

Klinik und Poliklinik für Chirurgie, Klinikum der Universität Regensburg, Deutschland

Schlüsselwörter
Zytoreduktive Chirurgie · Hypertherme intraperitoneale Chemotherapie · Peritonealkarzinose · Kolorektales Karzinom

Zusammenfassung
Über 10% aller Patienten mit kolorektalen Karzinomen zeigen bereits bei der Primäroperation eine peritoneale Metastasierung. Diese Patienten werden meist mit einer palliativen systemischen (Kombinations-)Chemotherapie behandelt. Mit der zytoreduktiven Chirurgie in Kombination mit einer hyperthermen intraperitonealen Chemotherapie (HIPEC) steht auch für Patienten mit isolierter Peritonealkarzinose kolorektalen Ursprungs ein weiteres Behandlungsregime zur Verfügung. Mehrere Studien an hochselektionierten Patienten zeigten eine im Vergleich zur alleinigen systemischen Chemotherapie deutliche Verbesserung der Überlebensraten. Die mit dem Eingriff verbundene Morbidität und Mortalität sind in spezialisierten Zentren nach Abschluss der Lernkurve vertretbar. Entscheidend für den Behandlungserfolg ist auch eine akkurate präoperative Diagnostik und Selektion geeigneter Patienten. Unter Berücksichtigung des Tumorstadiums, des Allgemeinzustands und der Begleiterkrankungen kann bei ausgewählten Patienten die Indikation zur Durchführung einer HIPEC sinnvoll sein. Dies sollte aber nach Möglichkeit immer mit einer modernen Systemtherapie kombiniert werden. Zytoreduktive Chirurgie und HIPEC stellen unter diesen Bedingungen ein vielversprechendes Behandlungskonzept bei lokalisierter Peritonealkarzinose eines kolorektalen Karzinoms dar, dessen Wertigkeit abschließend in prospektiven, randomisierten Studien geklärt werden muss.

Key Words
Cytoreductive surgery · Hyperthermic intraperitoneal chemotherapy · Peritoneal carcinomatosis · Colorectal cancer

Summary
Cytoreductive Surgery and Hyperthermic Intraperitoneal Chemotherapy in Patients with Colorectal Cancer
More than 10% of the patients with colorectal cancer present with peritoneal carcinomatosis at initial surgery. The treatment of choice for these patients is systemic chemotherapy. With the introduction of cytoreductive surgery followed by (hyperthermic) intraperitoneal chemotherapy, there is a novel therapeutic option for patients with isolated peritoneal carcinomatosis. Numerous studies showed an improvement of survival rates in comparison to treatment with systemic chemotherapy only. In specialized centers, morbidity and mortality rates seem to be acceptable. Preoperative patient selection and accurate diagnostics play a pivotal role for postoperative patient outcome. The clinical performance status and co-morbidities of the patients have to be taken into account before surgery is performed. Under these conditions cytoreductive surgery in combination with intraperitoneal chemotherapy seems to be an efficient and promising treatment strategy for patients with peritoneal carcinomatosis. However, its value in the treatment of colorectal cancer patients has to be evaluated in future, prospective, randomized studies.

KARGER

Fax +49 761 4 52 07 14
E-mail Information@Karger.de
www.karger.com

Accessible online at:
www.karger.com/cga

Prof. Dr. med. Pompiliu Piso
Klinik und Poliklinik für Chirurgie
Klinikum der Universität Regensburg
Franz-Josef-Strauss-Allee 11, 93053 Regensburg, Deutschland
Tel. +49 941 94468-09, Fax -60
E-mail pompiliu.piso@klinik.uni-regensburg.de

Einleitung

Das kolorektale Karzinom ist die zweithäufigste maligne Erkrankung und die Ursache für 15% aller Krebstodesfälle. Trotz der kontinuierlichen Verbesserung von Vorsorge und Therapie zeigt ein nicht unerheblicher Teil der Patienten bereits bei Diagnosestellung ein fortgeschrittenes Tumorstadium. Bei über 10% der Patienten lässt sich schon bei der Erstoperation eine isolierte peritoneale Metastasierung nachweisen. Darüber hinaus kann eine Peritonealkarzinose das erste Anzeichen einer Tumorprogression insbesondere beim Rezidiv sein [1]. Bei etwa 25% der Patienten mit Peritonealkarzinose kolorektalen Ursprungs lässt sich keine weitere Metastasierung nachweisen [2].
Im Gegensatz zur lymphatischen und hämatogenen Metastasierung ist die Peritonealkarzinose eher als lokale Invasion oder als Aussaat während der primären operativen Intervention zu verstehen [1, 3, 4]. Das Behandlungskonzept hat sich im Laufe der letzten Jahrzehnte deutlich gewandelt. Früher war das peritoneal metastasierte Kolonkarzinom die Domäne der palliativen systemischen Chemotherapie. Die Chirurgie kam lediglich als palliative Intervention zur Prävention oder Therapie von Tumorstenosen und anderen tumorbedingten Komplikationen zum Einsatz. Die mediane Überlebensrate lag zwischen 5 und 7 Monaten [5–7]. Durch die Einführung neuer Zytostatika und Kombinations-Chemotherapie konnte die mittlere Überlebenszeit von Patienten mit metastasierten kolorektalen Karzinomen auf etwa 20 Monate gesteigert werden [8–11]. Allerdings fehlt bis heute in der Literatur die Evidenz für einen standardisierten Einsatz systemischer Chemotherapie bei isolierter kolorektaler Peritonealkarzinose.
Erste Versuche einer Behandlung der isolierten Peritonealkarzinose mittels intraperitonealer Chemotherapie zeigten aufgrund der meist großen Tumormassen keine ausreichende Effizienz [12–14]. Lediglich durch die Einführung der parietalen und viszeralen Peritonektomie als neue chirurgische Technik [15] und Kombination mit einer frühen postoperativen bzw. perioperativen Chemotherapie konnte eine weitere Verbesserung der Überlebensrate erreicht werden [16–20]. Entscheidend für den Erfolg dieser Behandlungsstrategie ist die konsequente präoperative Selektion geeigneter Patienten anhand definierter prognostischer Faktoren [21].
In der folgenden Übersicht soll das Konzept der zytoreduktiven Chirurgie mit intraperitonealer Chemotherapie bei kolorektaler Peritonealkarzinose erläutert und das Patienten-Outcome anhand der aktuellen Literatur aufgezeigt werden.

Patientenselektion

Die präoperative Diagnostik und die Selektion geeigneter Patienten mit isolierter Peritonealkarzinose bei kolorektalem Karzinom sind entscheidend für den Erfolg eines kombinierten Behandlungskonzepts. Zahlreiche Studien haben gezeigt, dass Patienten mit einer limitierten Erkrankung und diejenigen, bei denen eine vollständige makroskopische Zytoreduktion möglich ist, am meisten von Peritonektomie und hyperthermer intraperitonealer Chemotherapie (HIPEC) profitieren [22–25]. Die Ergebnisse einer vergleichenden Studie mit 104 Patienten von Pestieau et al. [26] legen nahe, dass die besten Resultate bei Patienten mit synchroner Peritonealkarzinose erzielt werden. Bei 5 der 104 Patienten (5%) wurde die Peritonektomie und intraperitoneale Chemotherapie im Rahmen der Primäroperation durchgeführt. Die 5-Jahres-Überlebensrate betrug bei diesen Patienten 100%. Bei den übrigen 99 Patienten mit metachroner peritonealer Metastasierung war die mediane Überlebensrate 24 Monate nach kompletter (44 Patienten) und nur 12 Monate nach inkompletter Zytoreduktion (55 Patienten) [26]. Diese Daten zeigen, dass der Zeitpunkt der Resektion, die Ausdehnung des Befunds und die Resektabilität entscheidende Parameter für den Erfolg der Behandlung darstellen. Daher ist eine konsequente präoperative Diagnostik inklusive CT des Thorax, Abdomens und Beckens mit oraler und intravenöser Kontrastierung sowie kompletter Koloskopie unerlässlich. Bei unklarer extraabdomineller Metastasierung sollte gegebenenfalls weitere Diagnostik, z.B. PET, erfolgen [27]. Eine besondere Bedeutung kommt in diesem Zusammenhang auch der Staging-Laparoskopie zu, mit der das Ausmaß des peritonealen Tumorbefalls und eine Beteiligung weiterer intraperitonealer Organsysteme gut beurteilt werden kann [28]. Die folgenden acht klinischen und radiologischen Variablen erhöhen die Wahrscheinlichkeit einer kompletten makroskopischen Zytoreduktion: 1) ECOG-Performance-Status ≤ 2, 2) keine extraabdominelle Metastasierung, 3) maximal 3 kleine, resektable Leberfiliae, 4) keine biliäre Obstruktion, 5) keine Ureterstenose, 6) maximal eine Lokalisation intestinaler Obstruktion, 7) keine Dünndarmbeteiligung mit mehrfacher partieller Obstruktion und 8) limitierter Befall des Ligamentum gastrohepaticum [27]. Darüber hinaus spielen Begleiterkrankungen für die Operabilität eine entscheidende Rolle.

Zytoreduktive Chirurgie und hypertherme intraperitoneale Chemotherapie

Therapeutische Effektivität, Morbidität und Mortalität der zytoreduktiven Chirurgie in Kombination mit HIPEC wurden in zahlreichen Studien mit unterschiedlichen Evidenzniveaus evaluiert. Bis heute existieren zwei randomisierte kontrollierte Studien (Evidenz-Level 1) [17, 19] und eine nicht randomisierte vergleichende Studie (Evidenz-Level 3) [29]. Alle übrigen Studien sind Beobachtungsstudien ohne Kontrollgruppen (Evidenz-Level 4) [18, 24, 30–39] inklusive einer Multicenter-Studie [18].
Verwaal et al. [17] verglichen in einer randomisierten kontrollierten Studie mit 105 Patienten zytoreduktive Chirurgie plus HIPEC mit Mitomycin C (MMC) und Leucovorin (LV) mit

Tab. 1. Therapieregime, Mortalität, Morbidität und medianes Überleben ausgewählter Studien

Referenz	Anzahl der Patienten	Applizierte Zytostatika	Zeitpunkt der Chemotherapie	Hyperthermie	Morbidität, %	Mortalität, %	Medianes Überleben, Monate
Sugarbaker et al., 1995 [16]	181	MMC + 5-FU	unterschiedlich	nein	–	1,7	18
Culliford et al., 2001 [40]	64	FUDR + LV	postoperativ	nein	45	0	34
Pilati et al., 2003 [33]	34	MMC + DDP	intraoperativ	ja	35	0	18
Verwaal et al., 2003 [17]	105	MMC	intraoperativ	ja	35	8	22,4
Glehen et al., 2004 [24]	53	MMC	intraoperativ	ja	25	3	13
Glehen et al., 2004 [18]	506	diverse	unterschiedlich	ja	22,9	4	19,2
Mahteme et al., 2004 [29]	18	5-FU	postoperativ	nein	–	0	32
Shen et al., 2004 [34]	77	MMC	intraoperativ	ja	30	12	16
Kecmanovic et al., 2005 [35]	18	MMC + 5-FU	beides	ja	44	0	15
Elias et al., 2007 [41]	106	OX + ITC	intraoperativ	ja	66	4	–

MMC = Mitomycin C; 5-FU = 5-Fluorouracil; FUDR = Floxuridin; LV = Leucovorin; DDP = Cisplatin; OX = Oxaliplatin; ITC = Irinotecan.

palliativer Chirurgie. Beide Patientengruppen erhielten eine postoperative systemische Chemotherapie mit 5-Fluorouracil (5-FU) und LV. Da die Randomisierung präoperativ erfolgte, erhielten auch die Patienten mit inkompletter Zytoreduktion HIPEC. Das mediane Überleben betrug 22 Monate in der HIPEC-Gruppe im Vergleich zu 13 Monaten in der Kontrollgruppe (p = 0,03). Die 2-Jahres-Überlebensraten betrugen 44 bzw. 22% [17]. Somit ergab sich ein signifikanter Überlebensvorteil für die HIPEC-Gruppe.

Die zweite randomisierte kontrollierte Studie untersuchte zytoreduktive Chirurgie mit und ohne frühe postoperative intraperitoneale Chemotherapie an 35 Patienten mit Peritonealkarzinose kolorektalen Ursprungs. Die Studie wurde vor Erreichen der geplanten Zahl von insgesamt 90 Patienten abgebrochen. Die 2-Jahres-Überlebensraten waren bis dahin in beiden Armen mit 60% identisch [19, 22].

Mahteme et al. [29] verglichen 18 Patienten, die eine Zytoreduktion und intraperitoneale Chemotherapie erhielten, mit 18 Patienten, die lediglich systemisch chemotherapiert wurden (Kontrollgruppe). Das mediane Überleben betrug in dieser Studie 32 Monate bei den Patienten mit dem kombiniertem Behandlungskonzept im Vergleich zu 14 Monaten in der Kontrollgruppe. Die 2-Jahres-Überlebensrate betrug 60 bzw. 10% und die 5-Jahres-Überlebensrate 28 bzw. 5% [29].

Die Beobachtungsstudien zeigten mediane Überlebensraten zwischen 15 und 32 Monaten. Es zeigte sich jedoch immer ein signifikanter Vorteil für die Patienten, bei denen eine komplette makroskopische Zytoreduktion durchgeführt werden konnte. Die medianen Überlebensraten lagen hier zwischen 28 und 60 Monaten [18, 24, 30–39].

Der Vorteil der intraperitonealen Zytostatikaapplikation im Vergleich zur systemischen Chemotherapie liegt vorrangig in der erhöhten lokalen Wirkstoffkonzentration. In den vorliegenden Studien kommen verschiedene Zytostatika zum Einsatz. Die häufigsten sind 5-FU [29], MMC [17, 24, 30, 34] und die Kombination aus 5-FU und MMC [16, 19, 35]. In der von Culliford et al. [40] publizierten Studie wurde Floxuridin (FUDR) in Kombination mit LV eingesetzt. Pilati et al. [33] kombinierten in einer kleinen Serie mit 34 Patienten MMC mit Cisplatin [33]. In den meisten Fällen wurden die Zytostatika intraoperativ mit Hyperthermie [17, 24, 30, 33–35] appliziert, in einigen Studien auch früh postoperativ ohne Hyperthermie [16, 19, 29].

In einer von Elias et al. [41] publizierten prospektiven Phase-II-Studie wurde eine HIPEC mit Oxaliplatin und Irinotecan durchgeführt. Die Morbidität lag mit 66% allerdings deutlich über der anderer Therapieregime [41]. Die Überlebensdaten müssen zukünftig zeigen, ob diese aggressivere Therapiestrategie bei der Peritonealkarzinose kolorektalen Ursprungs gerechtfertigt ist.

Zusammenfassend zeigen die vorliegenden Daten zum einen eine signifikante Verbesserung der Überlebensraten durch die Durchführung zytoreduktiver Chirurgie in Kombination mit intraperitonealer Chemotherapie im Vergleich zur alleinigen systemischen Chemotherapie, zum anderen belegen sie die Bedeutung einer möglichst vollständigen operativen Zytoreduktion. Die Ergebnisse der genannten Studien sind in Tabelle 1 zusammengefasst. Allerdings kann hinsichtlich der bisherigen Studien ein Bias bezüglich von Unterschieden in der Patientenselektion, der behandelten Stadien bzw. auch einer Gewichtung moderner systemischer Therapien nicht ausgeschlossen werden.

Insbesondere ist bei der Beurteilung auch eine Berücksichtigung der mit der chirurgischen Therapie in Zusammenhang stehenden Komplikationen wesentlich.

Morbidität und Mortalität

Die komplette makroskopische Zytoreduktion und die intraoperative Chemotherapie bei Patienten mit peritoneal metastasierten kolorektalen Karzinomen sind mit einer nicht uner-

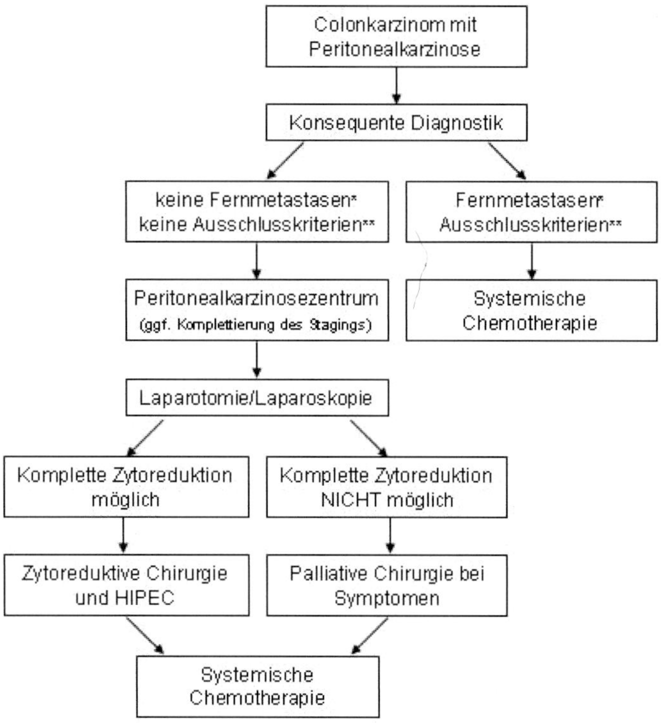

Abb. 1. Flussdiagramm zum Vorgehen bei Patienten mit Peritonealkarzinose kolorektalen Ursprungs nach dem internationalen Consensus-Statement der führenden Peritonealkarzinosezentren 2007 [27].
*mit Ausnahme von maximal 3 kleinen, resektablen Leberfiliae,
**siehe Abschnitt Patientenselektion.

heblichen Morbidität und Mortalität verbunden. In der Literatur liegen die Morbiditätsraten zwischen 25 und 35%, die Mortalitätsraten zwischen 1,5 und 8% [1, 23, 42–45]. Die Morbiditätsraten setzten sich aus allgemeinen und spezifischen Komplikationen zusammen, die sich zumindest teilweise dem operativen Eingriff oder der Zytostatikatherapie zuordnen lassen. So kam es neben enteralen Fisteln und Anastomoseninsuffizienzen mit Abszessbildung, Peritonitis und Sepsis auch zu schweren zytostatikainduzierten Neutropenien. Darüber hinaus kommt es zu additiven Effekten. Insgesamt erscheinen Morbidität und Mortalität jedoch angesichts der signifikanten Überlebensvorteile vertretbar. Zudem lassen sich die operative Mortalität und Morbidität im Rahmen der Lernkurve in Abhängigkeit von der Gesamtzahl der durchgeführten Eingriffe an spezialisierten Zentren deutlich senken. Die Gruppe um Sugarbaker erreichte eine Reduktion der Mortalität von 5 auf 1,5% und der Morbidität von 35 auf 27% innerhalb eines Zeitraums von 3 Jahren [42, 43]. Diese günstigen Ergebnisse konnten aber in anderen größeren Studien nur bedingt bestätigt werden und sind stark von der Lernkurve abhängig [45].

Prognostische Faktoren

Diverse univariate und multivariate Analysen konnten verschiedene Faktoren identifizieren, die das Outcome von Patienten mit Peritonealkarzinose nach operativer Zytoreduktion und intraperitonealer Chemotherapie entscheidend beeinflussen. So gehen weibliches Geschlecht und jüngeres Lebensalter [18] ebenso mit einer besseren Prognose einher wie ein guter präoperativer Allgemeinzustand [34]. Darüber hinaus spielen chirurgische Faktoren wie die Ausdehnung der Peritonealkarzinose zum Operationszeitpunkt sowie die Vollständigkeit der makroskopischen Zytoreduktion eine entscheidende Rolle. Die 5-Jahres-Überlebensraten nach kompletter Zytoreduktion (R1) liegen zwischen 17,8 und 39 Monaten, nach R2a-Resektion (makroskopische Residuen kleiner 2,5 oder 5 mm) zwischen 12,5 und 24 Monaten und nach R2b-Resektion (Residuen größer 2,5 oder 5 mm) nur noch zwischen 5 und 12 Monaten [16–19, 23, 24, 34]. Schließlich korrelieren auch intestinale Obstruktion, Vorhandensein von Aszites sowie Vorhandensein oder Resektion von Leberfiliae mit schlechteren Überlebensraten.

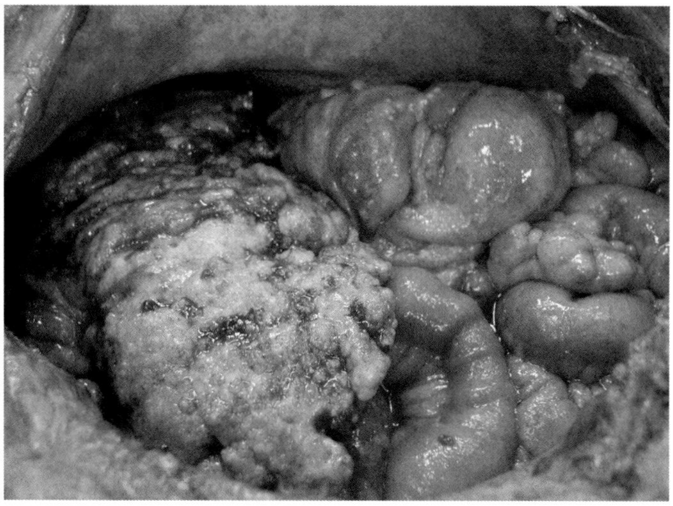

Abb. 2. Patient mit Peritonealkarzinose bei Kolonkarzinom im Bereich der linken Kolonflexur, «omental cake» sowie kleinknotiger Befall des Mesenteriums.

Verwaal et al. [17] konnten in einem Patientenkollektiv von 102 Patienten zeigen, dass das mediane Überleben auch von der Lokalisation des Primärtumors beeinflusst wird. Das mediane Überleben der 5 Patienten mit Rektumkarzinom betrug 16 Monate, das der 82 Patienten mit Tumorlokalisation im übrigen Kolon 21,6 Monate [17]. Ähnliche Ergebnisse wurden von Culliford et al. [40] publiziert. Allerdings konnten diese Unterschiede nicht in allen publizierten Serien nachvollzogen werden [18]. Es ist somit zu vermuten, dass neben der Lokalisation des Primärtumors weitere pathologische Faktoren eine Rolle spielen.

Glehen et al. [18] konnten zeigen, dass ein Patientenalter unter 65 Jahren sowie eine adjuvante Chemotherapie die Prognose verbessern. Lymphknotenfiliae, Lebermetastasierung und eine schlechte histopathologische Tumordifferenzierung haben dagegen einen negativen Einfluss auf die Gesamtprognose.

Schlussfolgerung

Die zytoreduktive Chirurgie in Kombination mit einer (hyperthermen) intraperitonealen Chemotherapie stellt ein innovatives Konzept zur Behandlung der isolierten Peritonealkarzinose bei ausgewählten Patienten mit kolorektalen Karzinomen dar. Ihre prinzipielle therapeutische Effizienz konnte in zahlreichen, teilweise randomisierten kontrollierten Studien aufgezeigt werden. Morbidität und Mortalität müssen aber gegenüber dem Ausmaß in der Verbesserung der Überlebensraten und im Vergleich zu den Ergebnissen moderner Systemtherapien sorgfältig abgewogen werden. Entscheidend für den Therapieerfolg ist die Selektion geeigneter Patienten. Aufgrund der aufwendigen chirurgischen Technik und der langen Lernkurve sollte die Kombinationstherapie auf spezialisierte Zentren, möglichst im Rahmen prospektiver, randomisierter Studien, beschränkt bleiben. Die Indikationsstellung und Festlegung einzelner therapeutischer Schritte muss in jedem Fall interdisziplinär im Rahmen eines Tumor Board erfolgen. Zukünftige kontrollierte Studien müssen zeigen, inwieweit sich dieses Therapiekonzept weiterentwickeln und für welches Patientenkollektiv es eine nachhaltige prognostische Verbesserung bewirkt.

References

1 Glehen O, Osinsky D, Cotte E, Kwiatkowski F, Freyer G, Isaac S, Trillet-Lenoir V, Sayag-Beaujard AC, Francois Y, Vignal J, Gilly FN: Intraperitoneal chemohyperthermia using a closed abdominal procedure and cytoreductive surgery for the treatment of peritoneal carcinomatosis: morbidity and mortality analysis of 216 consecutive procedures. Ann Surg Oncol 2003;10:863–869.

2 Russell AH, Tong D, Dawson LE, Wisbeck W: Adenocarcinoma of the proximal colon. Sites of initial dissemination and patterns of recurrence following surgery alone. Cancer 1984;53:360–367.

3 Willett CG, Tepper JE, Cohen AM, Orlow E, Welch CE: Failure patterns following curative resection of colonic carcinoma. Ann Surg 1984;200: 685–690.

4 Schott A, Vogel I, Krueger U, Kalthoff H, Schreiber HW, Schmiegel W, Henne-Bruns D, Kremer B, Juhl H: Isolated tumor cells are frequently detectable in the peritoneal cavity of gastric and colorectal cancer patients and serve as a new prognostic marker. Ann Surg 1998;227:372–379.

5 Chu DZ, Lang NP, Thompson C, Osteen PK, Westbrook KC: Peritoneal carcinomatosis in nongynecologic malignancy. A prospective study of prognostic factors. Cancer 1989;63:364–367.

6 Sadeghi B, Arvieux C, Glehen O, Beaujard AC, Rivoire M, Baulieux J, Fontaumard E, Brachet A, Caillot JL, Faure JL, Porcheron J, Peix JL, Francois Y, Vignal J, Gilly FN: Peritoneal carcinomatosis from non-gynecologic malignancies: results of the EVOCAPE 1 multicentric prospective study. Cancer 2000;88:358–363.

7 Jayne DG, Fook S, Loi C, Seow-Choen F: Peritoneal carcinomatosis from colorectal cancer. Br J Surg 2002;89:1545–1550.

8 Rougier P, Van Cutsem E, Bajetta E, Niederle N, Possinger K, Labianca R, Navarro M, Morant R, Bleiberg H, Wils J, Awad L, Herait P, Jacques C: Randomised trial of irinotecan versus fluorouracil by continuous infusion after fluorouracil failure in patients with metastatic colorectal cancer. Lancet 1998;352:1407–1412.

9 Levi F, Zidani R, Brienza S, Dogliotti L, Perpoint B, Rotarski M, Letourneau Y, Llory JF, Chollet P, Le Rol A, Focan C: A multicenter evaluation of intensified, ambulatory, chronomodulated chemotherapy with oxaliplatin, 5-fluorouracil, and leucovorin as initial treatment of patients with metastatic colorectal carcinoma. International Organization for Cancer Chronotherapy. Cancer 1999;85:2532–2540.

10 de Gramont A, Figer A, Seymour M, Homerin M, Hmissi A, Cassidy J, Boni C, Cortes-Funes H, Cervantes A, Freyer G, Papamichael D, Le Bail N, Louvet C, Hendler D, de Braud F, Wilson C, Morvan F, Bonetti A: Leucovorin and fluorouracil with or without oxaliplatin as first-line treatment in advanced colorectal cancer. J Clin Oncol 2000;18: 2938–2947.

11 Hurwitz H, Fehrenbacher L, Novotny W, Cartwright T, Hainsworth J, Heim W, Berlin J, Baron A, Griffing S, Holmgren E, Ferrara N, Fyfe G, Rogers B, Ross R, Kabbinavar F: Bevacizumab plus irinotecan, fluorouracil, and leucovorin for metastatic colorectal cancer. N Engl J Med 2004; 350:2335–2342.

12 Spratt JS, Adcock RA, Muskovin M, Sherrill W, McKeown J: Clinical delivery system for intraperitoneal hyperthermic chemotherapy. Cancer Res 1980;40:256–260.

13 Koga S, Hamazoe R, Maeta M, Shimizu N, Kanayama H, Osaki Y: Treatment of implanted peritoneal cancer in rats by continuous hyperthermic peritoneal perfusion in combination with an anticancer drug. Cancer Res 1984;44:1840–1842.

14 Sugarbaker PH, Gianola FJ, Speyer JC, Wesley R, Barofsky I, Meyers CE: Prospective, randomized trial of intravenous versus intraperitoneal 5-fluorouracil in patients with advanced primary colon or rectal cancer. Surgery 1985;98:414–422.

15 Sugarbaker PH: Peritonectomy procedures. Ann Surg 1995;221:29–42.

16 Sugarbaker PH, Jablonski KA: Prognostic features of 51 colorectal and 130 appendiceal cancer patients with peritoneal carcinomatosis treated by cytoreductive surgery and intraperitoneal chemotherapy. Ann Surg 1995;221:124–132.

17 Verwaal VJ, van Ruth S, de Bree E, van Slooten GW, van Tinteren H, Boot H, Zoetmulder FA: Randomized trial of cytoreduction and hyperthermic intraperitoneal chemotherapy versus systemic chemotherapy and palliative surgery in patients with peritoneal carcinomatosis of colorectal cancer. J Clin Oncol 2003;21:3737–3743.

18 Glehen O, Kwiatkowski F, Sugarbaker PH, Elias D, Levine EA, De Simone M, Barone R, Yonemura Y, Cavaliere F, Quenet F, Gutman M, Tentes AA, Lorimier G, Bernard JL, Bereder JM, Porcheron J, Gomez-Portilla A, Shen P, Deraco M, Rat P: Cytoreductive surgery combined with perioperative intraperitoneal chemotherapy for the management of peritoneal carcinomatosis from colorectal cancer: a multi-institutional study. J Clin Oncol 2004; 22:3284–3292.

19 Elias D, Delperro JR, Sideris L, Benhamou E, Pocard M, Baton O, Giovannini M, Lasser P: Treatment of peritoneal carcinomatosis from colorectal cancer: impact of complete cytoreductive surgery and difficulties in conducting randomized trials. Ann Surg Oncol 2004;11:518–521.

20 Sugarbaker PH: Evolving strategies for surgical management of carcinomatosis. ANZ J Surg 2006; 76:162.

21 Glehen O, Gilly FN: Quantitative prognostic indicators of peritoneal surface malignancy: carcinomatosis, sarcomatosis, and peritoneal mesothelioma. Surg Oncol Clin N Am 2003;12:649–671.

22 Elias D, Blot F, El Otmany A, Antoun S, Lasser P, Boige V, Rougier P, Ducreux M: Curative treatment of peritoneal carcinomatosis arising from colorectal cancer by complete resection and intraperitoneal chemotherapy. Cancer 2001;92:71–76.

23 Verwaal VJ, van Tinteren H, Ruth SV, Zoetmulder FA: Toxicity of cytoreductive surgery and hyperthermic intra-peritoneal chemotherapy. J Surg Oncol 2004;85:61–67.

24 Glehen O, Cotte E, Schreiber V, Sayag-Beaujard AC, Vignal J, Gilly FN: Intraperitoneal chemohyperthermia and attempted cytoreductive surgery in patients with peritoneal carcinomatosis of colorectal origin. Br J Surg 2004;91:747–754.

25 Sugarbaker PH: A curative approach to peritoneal carcinomatosis from colorectal cancer. Semin Oncol 2005;32:S68–73.

26 Pestieau SR, Sugarbaker PH: Treatment of primary colon cancer with peritoneal carcinomatosis: comparison of concomitant vs. delayed management. Dis Colon Rectum 2000;43:1341–1346;discussion 1347–1348.

27 Esquivel J, Sticca R, Sugarbaker P, Levine E, Yan TD, Alexander R, Baratti D, Bartlett D, Barone R, Barrios P, Bieligk S, Bretcha-Boix P, Chang CK, Chu F, Chu Q, Daniel S, de Bree E, Deraco M, Dominguez-Parra L, Elias D, Flynn R, Foster J, Garofalo A, Gilly FN, Glehen O, Gomez-Portilla A, Gonzalez-Bayon L, Gonzalez-Moreno S, Goodman M, Gushchin V, Hanna N, Hartmann J, Harrison L, Hoefer R, Kane J, Kecmanovic D, Kelley S, Kuhn J, Lamont J, Lange J, Li B, Loggie B, Mahteme H, Mann G, Martin R, Misih RA, Moran B, Morris D, Onate-Ocana L, Petrelli N, Philippe G, Pingpank J, Pitroff A, Piso P, Quinones M, Riley L, Rutstein L, Saha S, Alrawi S, Sardi A, Schneebaum S, Shen P, Shibata D, Spellman J, Stojadinovic A, Stewart J, Torres-Melero J, Tuttle T, Verwaal V, Villar J, Wilkinson N, Younan R, Zeh H, Zoetmul-

der F, Sebbag G: Cytoreductive surgery and hyperthermic intraperitoneal chemotherapy in the management of peritoneal surface malignancies of colonic origin: a consensus statement. Society of Surgical Oncology. Ann Surg Oncol 2007;14:128–133.
28 Garofalo A, Valle M: Staging videolaparoscopy of peritoneal carcinomatosis (in Italian). Tumori 2003;89(4 suppl):70–77.
29 Mahteme H, Hansson J, Berglund A, Pahlman L, Glimelius B, Nygren P, Graf W: Improved survival in patients with peritoneal metastases from colorectal cancer: a preliminary study. Br J Cancer 2004;90:403–407.
30 Schneebaum S, Arnold MW, Staubus A, Young DC, Dumond D, Martin EW Jr: Intraperitoneal hyperthermic perfusion with mitomycin C for colorectal cancer with peritoneal metastases. Ann Surg Oncol 1996;3:44–50.
31 Cavaliere F, Perri P, Di Filippo F, Giannarelli D, Botti C, Cosimelli M, Tedesco M, Principi F, Laurenzi L, Cavaliere R: Treatment of peritoneal carcinomatosis with intent to cure. J Surg Oncol 2000;74:41–44.
32 Piso P, Bektas H, Werner U, Schlitt HJ, Kubicka S, Bornscheuer A, Manns M, Klempnauer J: Improved prognosis following peritonectomy procedures and hyperthermic intraperitoneal chemotherapy for peritoneal carcinomatosis from appendiceal carcinoma. Eur J Surg Oncol 2001;27:286–290.
33 Pilati P, Mocellin S, Rossi CR, Foletto M, Campana L, Nitti D, Lise M: Cytoreductive surgery combined with hyperthermic intraperitoneal intraoperative chemotherapy for peritoneal carcinomatosis arising from colon adenocarcinoma. Ann Surg Oncol 2003;10:508–513.
34 Shen P, Hawksworth J, Lovato J, Loggie BW, Geisinger KR, Fleming RA, Levine EA: Cytoreductive surgery and intraperitoneal hyperthermic chemotherapy with mitomycin C for peritoneal carcinomatosis from nonappendiceal colorectal carcinoma. Ann Surg Oncol 2004;11:178–186.
35 Kecmanovic DM, Pavlov MJ, Ceranic MS, Sepetkovski AV, Kovacevic PA, Stamenkovic AB: Treatment of peritoneal carcinomatosis from colorectal cancer by cytoreductive surgery and hyperthermic perioperative intraperitoneal chemotherapy. Eur J Surg Oncol 2005;31:147–152.
36 Verwaal VJ, van Ruth S, Witkamp A, Boot H, van Slooten G, Zoetmulder FA: Long-term survival of peritoneal carcinomatosis of colorectal origin. Ann Surg Oncol 2005;12:65–71.
37 Elias D, Raynard B, Farkhondeh F, Goere D, Rouquie D, Ciuchendea R, Pocard M, Ducreux M: Peritoneal carcinomatosis of colorectal origin. Gastroenterol Clin Biol 2006;30:1200–1204.
38 da Silva RG, Sugarbaker PH: Analysis of prognostic factors in seventy patients having a complete cytoreduction plus perioperative intraperitoneal chemotherapy for carcinomatosis from colorectal cancer. J Am Coll Surg 2006;203:878–886.
39 Yan TD, Chu F, Links M, Kam PC, Glenn D, Morris DL: Cytoreductive surgery and perioperative intraperitoneal chemotherapy for peritoneal carcinomatosis from colorectal carcinoma: non-mucinous tumour associated with an improved survival. Eur J Surg Oncol 2006;32:1119–1124.
40 Culliford ATt, Brooks AD, Sharma S, Saltz LB, Schwartz GK, O'Reilly EM, Ilson DH, Kemeny NE, Kelsen DP, Guillem JG, Wong WD, Cohen AM, Paty PB: Surgical debulking and intraperitoneal chemotherapy for established peritoneal metastases from colon and appendix cancer. Ann Surg Oncol 2001;8: 787–795.
41 Elias D, Goere D, Blot F, Billard V, Pocard M, Kohneh-Shahri N, Raynard B: Optimization of hyperthermic intraperitoneal chemotherapy with oxaliplatin plus irinotecan at 43 degrees C after compete cytoreductive surgery: mortality and morbidity in 106 consecutive patients. Ann Surg Oncol 2007;14:1818–1824.
42 Jacquet P, Stephens AD, Averbach AM, Chang D, Ettinghausen SE, Dalton RR, Steves MA, Sugarbaker PH: Analysis of morbidity and mortality in 60 patients with peritoneal carcinomatosis treated by cytoreductive surgery and heated intraoperative intraperitoneal chemotherapy. Cancer 1996;77:2622–2629.
43 Stephens AD, Alderman R, Chang D, Edwards GD, Esquivel J, Sebbag G, Steves MA, Sugarbaker PH: Morbidity and mortality analysis of 200 treatments with cytoreductive surgery and hyperthermic intraoperative intraperitoneal chemotherapy using the coliseum technique. Ann Surg Oncol 1999;6:790–796.
44 Esquivel J, Vidal-Jove J, Steves MA, Sugarbaker PH: Morbidity and mortality of cytoreductive surgery and intraperitoneal chemotherapy. Surgery 1993;113: 631–636.
45 Moran BJ, Mukherjee A, Sexton R: Operability and early outcome in 100 consecutive laparotomies for peritoneal malignancy. Br J Surg 2006;93:100–104.

Chirurgische Gastroenterologie Interdisziplinär

Hauptthema · Main Topic

Chir Gastroenterol 2007;23:353–359
DOI 10.1159/000111986

Online publiziert: 29. November 2007

Multiviszerale Resektion als Baustein eines multimodalen Behandlungskonzepts beim lokal fortgeschrittenen oder peritoneal metastasierten Magenkarzinom

Stephan Gretschel Peter M. Schlag

Klinik für Chirurgie und Chirurgische Onkologie, Robert-Rössle-Klinik, Helios Klinikum Berlin, Charité, Universitätsmedizin Berlin – Campus Berlin Buch, Deutschland

Schlüsselwörter
Fortgeschrittenes Magenkarzinom · Peritonealkarzinose · Zytoreduktive Chirurgie · HIPEC

Zusammenfassung
In den letzten Jahren vollzog sich teilweise ein Wandel in der palliativen Behandlung des lokal fortgeschrittenen bzw. metastasierten Magenkarzinoms. Grundlage hierzu bildeten neue medikamentöse Behandlungsprotokolle, welche auch unter Einbeziehung der Radiotherapie zu bemerkenswerten Tumorrückbildungen führten. Diese vielversprechenden Ergebnisse sind Anlass, den Stellenwert der chirurgischen Tumorresektion als Salvage-Strategie neu zu definieren. Die multiviszerale Resektion nach deutlicher Tumorrückbildung eines lokal fortgeschrittenen, primär nicht sicher R0-resektablen Magenkarzinoms intendiert die Kuration der Erkrankung durch die hiermit verbundene größere Chance allseitig tumorfreier Resektionsebenen. Konzeptionell interessant ist auch der Ansatz, bei zirkumskripter oder lokalisierter Peritonealkarzinose (P1 bzw. P2) durch Peritonektomie die Tumorlast zu reduzieren und mittels zusätzlicher hyperthermer peritonealer Chemoperfusion die Effizienz einer Chemotherapie zu steigern und damit die rezidivfreie und möglicherweise hierdurch auch die Gesamtüberlebenszeit von Magenkarzinompatienten zu verbessern. Die Wertigkeit dieser aktuellen chirurgisch multimodalen Behandlungsstrategie zu prüfen, erfordert sorgfältig geplante und stringent durchgeführte randomisierte Studien. Soweit keine anderen nichtoperativen therapeutischen Möglichkeiten zur Behandlung dieses bisher infausten Krankheitsstadiums zur Verfügung oder in Aussicht stehen, ist die Durchführung multimodaler, erweiterter und zytoreduktiver chirurgischer Eingriffe im Rahmen gut geplanter Studien eine lohnende Aufgabe für die gastroenterologische chirurgische Onkologie.

Key Words
Advanced gastric cancer · Peritoneal carcinomatosis · Cytoreductive surgery · HIPEC

Summary
Multivisceral Resection as Part of a Multimodal Treatment Concept in Locally Progressed or Peritoneally Metastasized Gastric Cancer
In the last years there has been a change in the treatment of locally advanced or metastasized gastric cancer. Remarkable tumor remission was achieved with new chemotherapy strategies, in part also including radiotherapy. These new results should lead to reconsideration of surgical resection as a salvage strategy in advanced gastric cancer. Multivisceral resection after neoadjuvant chemotherapy of a locally advanced cancer, not clearly R0 resectable, is intended to be curative because of the chance of tumor-free margins. A new interesting approach is the combination of surgical reduction of tumor burden with peritonectomy and hyperthermic intraperitoneal chemoperfusion in cases of localized peritoneal carcinomatosis (P1 and P2), which may increase disease-free and possible overall survival times. The evaluation of this new multimodal treatment concept requires carefully designed randomized clinical trials. Since there is no suitable non-surgical treatment alternative at this stage of disease with a very poor prognosis, extended cytoreductive surgical procedures combined with intraperitoneal/intravenous chemotherapy is a valuable new frontier in surgical oncology.

KARGER
Fax +49 761 4 52 07 14
E-mail Information@Karger.de
www.karger.com

Accessible online at:
www.karger.com/cga

Dr. med. Stephan Gretschel
Klinik für Chirurgie und Chirurgische Onkologie
Robert-Rössle-Klinik, Helios Klinikum Berlin
Charité, Universitätsmedizin Berlin – Campus Berlin Buch
Lindenberger Weg 80, 13125 Berlin, Deutschland
Tel. +49 30 94171533, E-mail stephan.gretschel@charite.de

Einleitung

Der Anteil fortgeschrittener Magenkarzinome liegt in Deutschland nach wie vor um 70%. Relativ oft ist der Tumor gleichzeitig in umgebende Organe, wie Pankreas, Querkolon, Ösophagus, Zwerchfell, Milz oder Leber infiltriert. Auch weisen zum Diagnosezeitpunkt zirka 30% der Patienten bereits Fernmetastasen auf. Dementsprechend liegt die 5-Jahres-Überlebensrate für alle Magenkarzinompatienten auch weiterhin unter 40% (Abb. 1). Es stellt sich somit neben der prinzipiellen Notwendigkeit einer Früherkennung vor allem die Frage nach der Optimierung der Behandlung von Patienten mit lokal fortgeschrittenen Karzinomen. Besonders die in ihrer Inzidenz zunehmenden Karzinome des oberen Magendrittels sind aufgrund der engen Nachbarschaftsbeziehung zu anderen Organen bzw. extragastrischen Strukturen frühzeitig organüberschreitend und damit schwierig zu behandeln. Mit einer ausschließlichen (Radio-)Chemotherapie können auch unter Einbeziehung neuer Zytostatika und deren Kombinationen lediglich mediane Überlebenszeiten von maximal 12–14 Monaten erreicht werden [1–6]. Inwieweit die Behandlungsergebnisse durch kombinierte multiviszerale Resektion verbessert werden können, wird derzeit kontrovers eingestuft. Dabei sind Patienten mit symptomatischem Primärtumor (Dysphagie, Schmerz, Blutung) von eher asymptomatischen Patienten mit fortgeschrittenem Magenkarzinom bezüglich einer sinnvoll indizierten erweiterten Tumorresektion prognostisch zu differenzieren.

Multiviszerale Resektion des lokal fortgeschrittenen und metastasierten Magenkarzinoms

Vordringlichstes Behandlungsziel kann zunächst eine möglichst rasche Linderung tumorbezogener Symptome sein. Dies kann in der Regel meist schneller und nachhaltiger mit einer Tumorresektion als mit einer Bypass-Operationen erzielt werden. Gerade bei proximal lokalisierten Magenkarzinomen ist ohnehin eine Bypass-Operation kaum möglich und die Beseitigung tumorbedingter Symptome nur durch eine multiviszerale Resektion zu erreichen. Inwieweit ein Patient von einem solchen Eingriff im Hinblick auf eine deutliche Verlängerung seiner Überlebenszeit profitiert, muss aufgrund der derzeitigen Datenlage als ungesichert eingestuft werden. Es kann nicht ausgeschlossen werden, dass eine tendenziell um zirka 3–9 Monate verlängerte mediane Überlebenszeit der resezierten Patienten durch eine Selektion in der Indikationsstellung mit beeinflusst wird (Tab. 1). Leider gibt es bisher auch keine aussagekräftigen Daten, ob sich die Lebensqualität der resezierten Patienten über eine kurzfristige Symptombesserung hinaus mittelfristig gegenüber der nicht operierten Patientengruppe verbessert. Insbesondere fehlen verlässliche Kriterien, an denen eine Risiko-/Nutzenabschätzung für oder gegen eine multiviszerale Resektion festgemacht werden kann. Aufgrund bisher weitgehend fehlender effektiver Zytostatika(-Kombinationen) gibt es auch keine größeren und damit hinreichend aussagekräftigen Studien, in denen eine multiviszerale Resektion mit einer alleinigen Chemotherapie oder mit der Kombi-

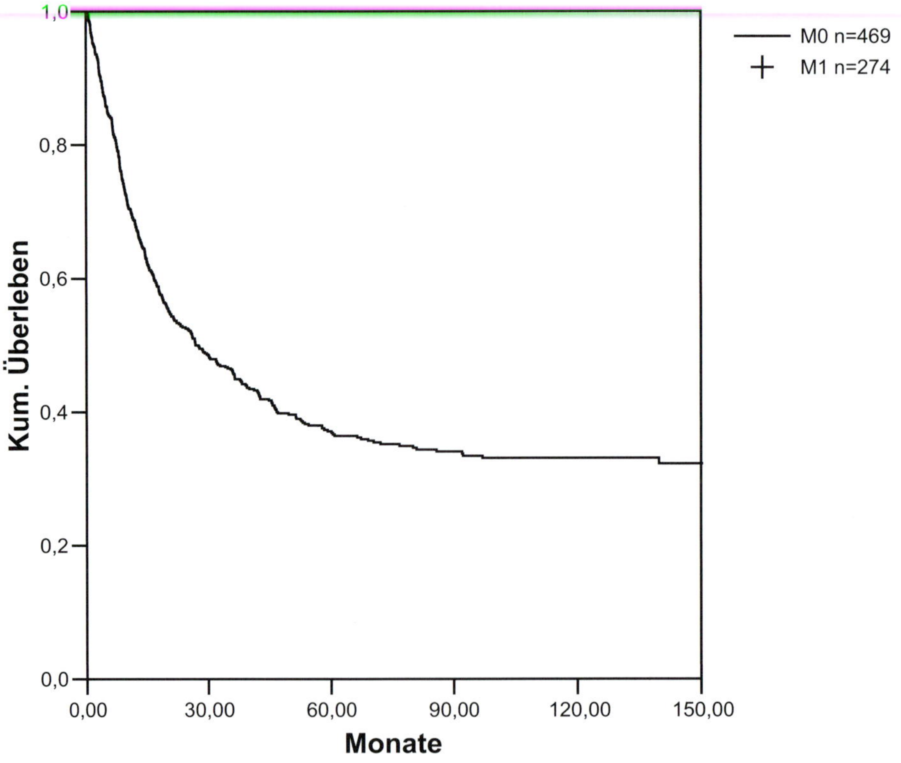

Abb. 1. Tumorbezogenes Überleben von Patienten mit Magenkarzinom im eigenem Krankengut von 1992 bis 2007 (M0: n = 469; M1: n = 274; medianes Überleben: 27 Monate; 5-Jahres-Überlebensrate 37%).

Tab. 1. Vergleich medianer Überlebenszeiten bei Patienten mit lokal fortgeschrittenen und peritoneal metastasierten Magenkarzinom bezüglich einer durchgeführten palliativen Primärtumor- oder multiviszeralen Resektion (alle Studien mit Signifikanz)[a]

Autor	n	Überlebenszeit		Bemerkungen
		ohne Resektion	mit Resektion	
Habu et al., 1990 [9]	196	4,0	13,0	multiviszerale Resektion
Kodama et al., 1996 [22]	77	7,0	14,0	multiviszerale Resektion
Kikuchi et al., 1998 [23]	122	5,5	12,2	Primärtumorresektion
Ouchi et al., 1998 [24]	95	4,0	10,0	Primärtumorresektion
Bonenkamp et al., 2001 [8]	285	5,6	8,4	Primärtumorresektion
Hartgrink et al., 2002 [10]	285	5,4	8,1	Primärtumorresektion

[a]Es wurden nur Studien mit n > 70 berücksichtigt.

Tab. 2. Mediane Überlebenszeiten bei Patienten mit lokal fortgeschrittenen und peritoneal metastasierten Magenkarzinom bezüglich einer durchgeführten zytoreduktiven Resektion und HIPEC in Abhängigkeit der applizierten Chemotherapeutika

Autor	n	Chemotherapie	Mediane Überlebenszeit, Monate
Jacquet et al., 1996 [15]	48	MMC	10
Glehen et al., 2004 [25]	49	MMC	10
Shen et al., 2003 [26]	19	MMC	10
Fujimoto et al., 1997 [27]	48	MMC	17
Hall et al., 2004 [28]	34	MMC	8
Rossi et al., 2003 [29]	13	MMC, Cis	15
Hirose et al., 1999 [30]	17	MMC, Cis, Eto	11

Cis = Cisplatin; Eto = Etoposid; MMC = Mitomycin C.

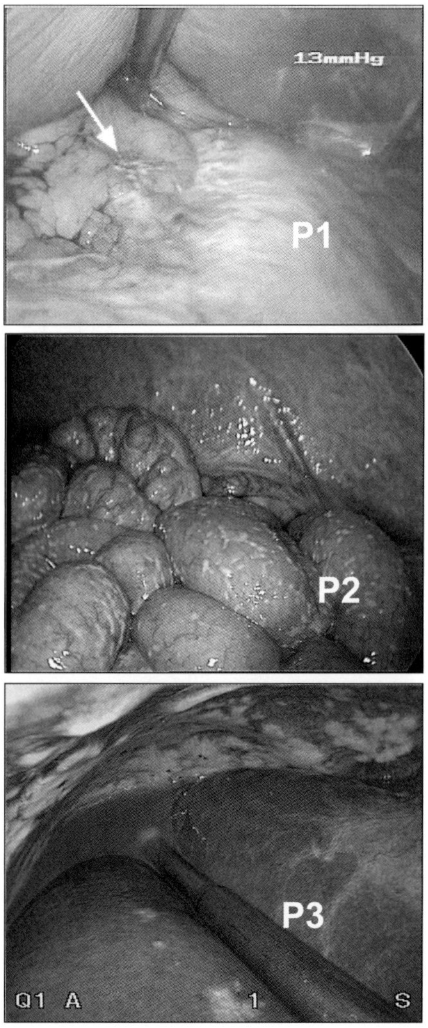

Abb. 2. Laparoskopisch diagnostiziertes Ausmaß der Peritonealkarzinose nach der japanischen Einteilung P1 (oben), P2 (mitte) und P3 (unten) [14].

nation beider Verfahren verglichen wurde. Aus historischen Analysen ergibt sich der größte Überlebensvorteil für multimodal chirurgisch therapierte Patienten (Tab. 1). Da es sich hierbei wiederum nicht um Ergebnisse aus prospektiven und stratifizierten Studien handelt, ist auch hier ein Selektions-Bias nicht auszuschließen. Dennoch kann anhand der derzeitigen Datenlage eine Argumentationskette pro (palliativer) multiviszeraler Tumorresektion aufgebaut werden. Als grundlegende Erfahrung können hierfür z.B. die jahrzehntelangen Erfahrungen des Memorial Sloan-Kettering Cancer Center (MSKCC) mit über 1000 multiviszeralen Magenkarzinomresektionen herangezogen werden [7]. Aus den New Yorker Erfahrungen wird ersichtlich, dass vor allem eine geringe postoperative Letalität nach zytoreduktiven Eingriffen Voraussetzung für ein erfolgreiches multimodales chirurgisches Konzept ist. Während die postoperative Letalität in den 1980er Jahren noch bei nahezu 30% lag, konnte diese im MSKCC, wie auch in anderen Zentren, deutlich unter 10% gesenkt werden. Dies wurde nicht nur durch eine sorgfältige Patientenselektion, sondern insbesondere auch durch ein verbessertes perioperatives Management (präoperative Konditionierung, postoperative Intensivtherapie) und eine Optimierung der chirurgischen Technik erreicht. Es ist mittlerweile aber auch evident, dass hierdurch nur die mittelfristige Überlebenschance der Patienten verbessert werden konnte. Längerfristiges Überleben ist in der Regel meist nur durch kombinierten Einsatz von zytoreduktiver Chirurgie und zytostatischer Behandlung zu erreichen. Allerdings sind auch dann die Behandlungserfolge relativ moderat und auch vom Ausmaß des organüberschreitenden Tumorwachstums sowie der Ausdehnung und Art der

Tab. 3. Mediane Überlebenszeiten bei Patienten mit lokal fortgeschrittenen und peritoneal metastasierten Magenkarzinom bezüglich einer durchgeführten zytoreduktiven Resektion und HIPEC in Abhängigkeit von der Vollständigkeit der Tumorentfernung (R0, R1, R2)

Autor	n	Chemotherapie	Mediane Überlebenszeit, Monate
Yonemura et al., 1996 [31]	83	MMC, Cis, Eto	7,0 (R1/2), 14,0 (R0)
Hall et al., 2004 [28]	34	MMC	3,3 (R2), 11,2 (R0/1)
Yonemura et al., 2003 [32]	107	MMC, Cis, Eto	7,9 (R1/2), 15,5 (R0)
Yonemura et al., 2006 [33]	61	DC (i.p.), Meto, 5-FU (i.v.)	9,6 (R2), 15,0 (R1), 20,4 (R0)

5-FU = 5-Fluorouracil; Cis = Cisplatin; DC = Doxycyclin; Eto = Etoposid; Meto = Methotrexat; MMC = Mitomycin C.

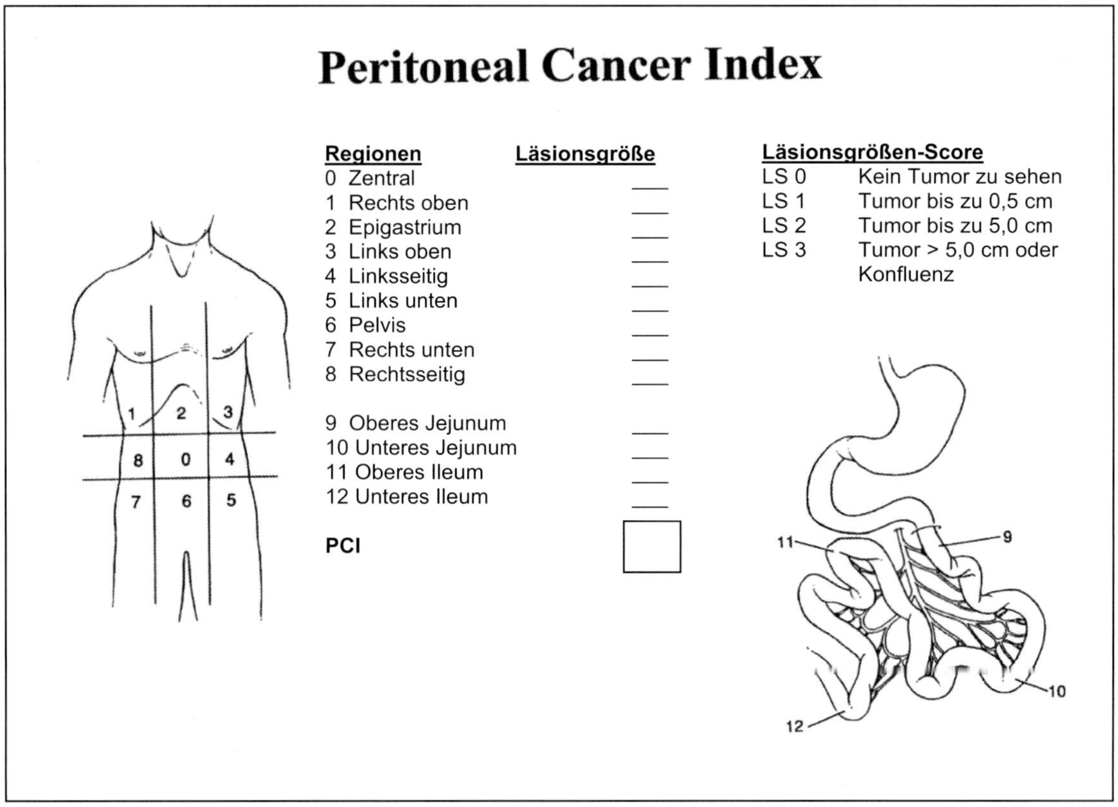

Abb. 3. Einschätzung des Ausmaßes der Peritonealkarzinose mit dem Peritoneal Cancer Index (PCI) nach Sugerbaker et al. [19]. PCI ≤ 6 (entsprechend P1), PCI ≥7 und ≤ 13 (entsprechend P2), PCI > 13 (entsprechend P3).

Metastasierung abhängig. Sind mehr als zwei Organsysteme metastatisch befallen oder handelt es sich um eine ausgedehnte Peritonealkarzinose, ist ein Prognosegewinn nicht mehr realisierbar [8–11]. Andererseits eröffnen sich gerade für das weniger ausgedehnte peritoneal metastasierte Magenkarzinom neue interessante Therapieoptionen. Dies gilt für die syn- wie für die metachrone peritoneale Metastasierung in ähnlicher Weise.

Chirurgische Zytoreduktion und hypertherme peritoneale Chemoperfusion (HIPEC) bei Peritonealkarzinose

Insbesondere durch den Einsatz der Staging-Laparoskopie kann die Diagnostik einer Peritonealkarzinose präzisiert werden [12, 13]. Das Ausmaß der Peritonealkarzinose sollte, da es prognostisch bedeutend ist und für die Indikation zur palliativen Resektion eine wichtige Rolle spielt, nach etablierten Kriterien klassifiziert werden (Abb. 2, 3) [14–16].

Nachdem lange Zeit prinzipiell eine Resektion bei Magenkarzinompatienten mit Peritonealkarzinose als nicht sinnvoll und sogar kontraindiziert erachtet wurde [17], hat sich diese Einstellung in den letzten Jahren teilweise geändert. In mehreren Studien konnte eine Verbesserung der Überlebenszeit von im Mittel 6 Monaten bei peritoneal metastasierten Magenkarzinompatienten durch Tumor-Debulking erreicht werden (Tab. 1). Allerdings war dieser Effekt bei ausgedehnter Peritonealkarzinose (P3) oder größerem Resttumor nach Zytoreduktion nicht mehr zu erreichen. Somit erwies sich auch hier die sorgfältige Selektion der Patienten und eine maximal mögliche chirurgische Zytoreduktion in Kombination mit einer Systemtherapie als entscheidend. Im eigenen

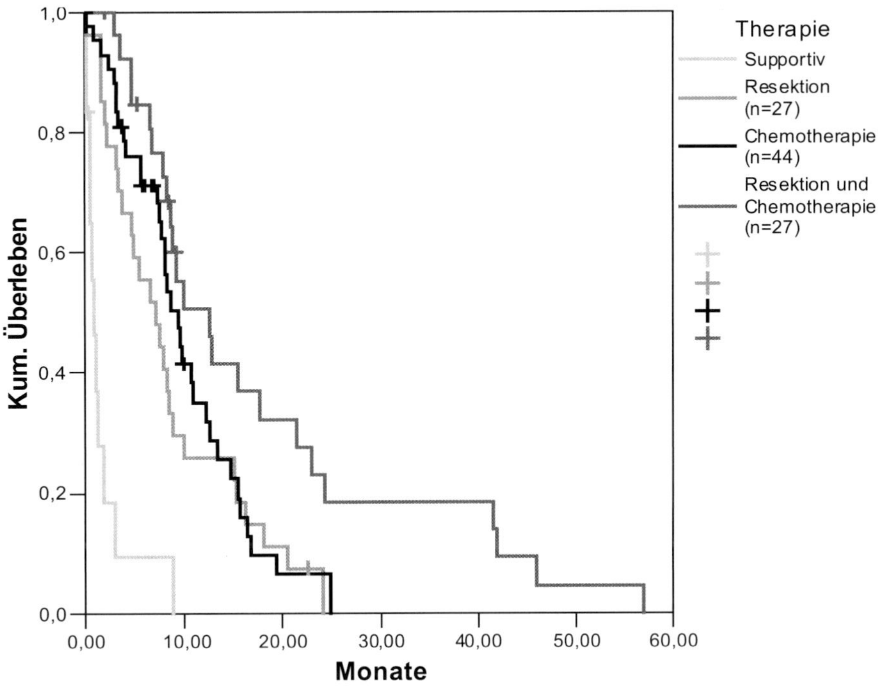

Abb. 4. Tumorbezogenes Überleben von Patienten mit peritoneal metastasiertem Magenkarzinom in Abhängigkeit von der Therapie, supportive Therapie: median 1,0 Monate, Resektion (einschließlich zytoreduktive Chirurgie): median 7,1 Monate, systemische Chemotherapie: median 9,3 Monate, Resektion und Chemotherapie: 12,6 Monate (p = 0,0001). Modifiziert nach Gretschel S, Siegel R, Estévez-Schwarz L, Hünerbein M, Schneider U, Schlag PM: Surgical strategies for gastric cancer with synchronous peritoneal carcinomatosis. Br J Surg 2006,93(12):1530–1535. Copyright British Journal of Surgery Society Ltd. Reproduced with permission. Permission is granted by John Wiley & Sons Ltd on behalf of the BJSS Ltd.

Krankengut wurde mit dieser Strategie die mediane Überlebenszeit von 7 auf 13 Monate gesteigert (Abb. 4) [13]. In der Vorstellung, dass die Peritonealkarzinose auf die Bauchhöhle begrenzt ist und eine systemische Chemotherapie aufgrund anatomischer, tumorbiologischer und pharmakologischer Gesichtspunkte nur von begrenzter Wirksamkeit ist, wurde das Konzept der zytoreduktiven Chirurgie (Primärtumor, befallene Peritonealanteile, einschließlich stark befallener Organe) und einer sich anschließenden HIPEC entwickelt [18–20]. Durch die Senkung der Tumorlast und die gleichzeitige Hyperthermie soll die Wirksamkeit der zytotoxischen Therapie gesteigert werden [10, 21]. Bisher konnten mit diesem Behandlungskonzept mediane Überlebenszeiten von über 15 Monaten erreicht werden. Die Behandlungsresultate waren dabei weniger von den verwendeten Zytostatika als vielmehr davon abhängig, inwieweit eine vollständige Entfernung der peritonealen Herde möglich war (Tab. 2, 3). Insbesondere die Arbeitsgruppe von Yonemura et al. [31–33] konnten zeigen, dass bei ausgefeilter und konsequenter OP-Technik nicht nur bei P1-Karzinose, sondern auch bei P2-Karzinose günstige Ergebnisse zu erreichen sind. Diese in verschiedenen Phase-II-Studien erzielten, vielversprechenden Ergebnisse bedürfen jedoch einer Validierung in einer prospektiven randomisierten Phase-III-Studie. Unter unserer Studienleitung wurde daher eine entsprechende Studie (GASTRIPEC I) konzipiert. In dieser Studie soll geprüft werden, inwieweit Magenkarzinompatienten mit einer primären Peritonealkarzinose ohne weitere Fernmetastase nach systematischer Zytoreduktion mit HIPEC länger überleben als Patienten, die keine HIPEC erhalten. In diese Studie sollen 180 Patienten unter Berücksichtigung der 3 Stratifikationsmerkmale 1) behandelndes Zentrum, 2) Peritoneal Cancer Index (PCI) und 3) Performance-Status in einen der beiden nachfolgend genannten Behandlungsarme randomisiert werden (Abb. 5): Patienten des Behandlungsarms A werden nach 3 Zyklen präoperativer EOX-Chemotherapie (Epirubicin, Oxaliplatin, Capecitabine) und anschließender systematischer Zytoreduktion additiv mit weiteren 3 Zyklen EOX behandelt. Die Patienten des Behandlungsarms B werden nach 3 Zyklen präoperativer EOX-Chemotherapie ebenfalls systematisch zytoreduktiv operiert und erhalten anschließend eine HIPEC (Mitomycin C, Cisplatin). Hieran schließt sich die weitere chemotherapeutische Behandlung über 3 additive Zyklen nach dem EOX-Schema an. Primäres Studienziel ist zu prüfen, ob durch den zusätzlichen Einsatz der HIPEC im Median eine Verlängerung der Überlebenszeit von 6 Monaten erreicht werden kann. Sekundäre Studienziele sind neben der Evaluation der progressions- bzw. metastasierungsfreien Überlebenszeit die Häufigkeit und Anzahl chirurgischer Sekundärinterventionen und das Ausmaß toxischer sowie unerwünschter Nebenwirkungen und Ereignisse in den beiden Therapiearmen. Schließlich soll die Lebensqualität der Patienten in den beiden Behandlungsstrategien verglichen werden.

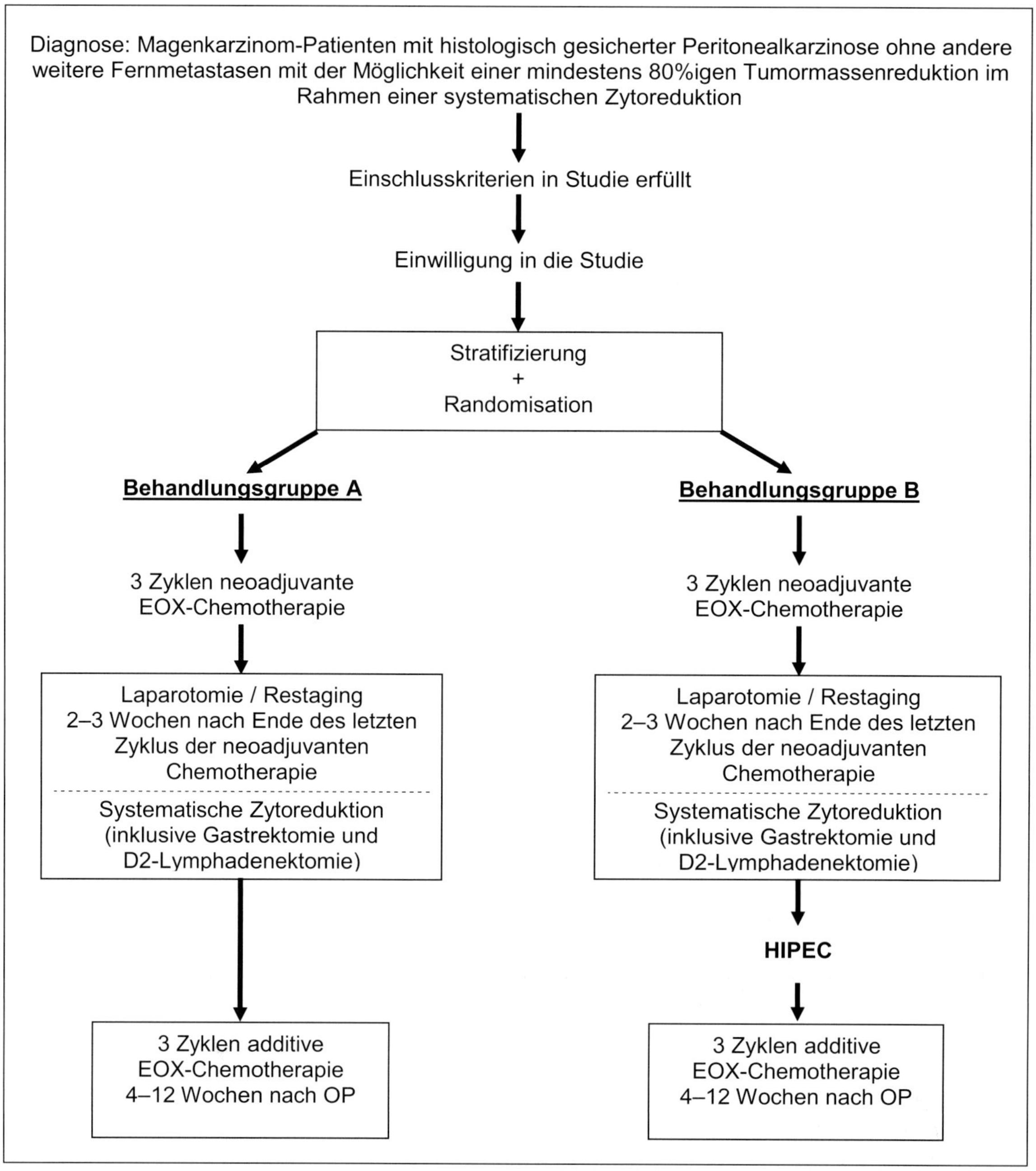

Abb. 5. Behandlungsschema der GASTRIPEC-I-Studie bei Patienten mit primär peritoneal metastasiertem Magenkarzinom.

Literatur

1 Ross P, Nicolson M, Cunningham D, et al: Prospective randomized trial comparing mitomycin, cisplatin, and protracted venous-infusion fluorouracil (PVI 5-FU) With epirubicin, cisplatin, and PVI 5-FU in advanced esophagogastric cancer. J Clin Oncol 2002;20:1996–2004.

2 Gadgeel SM, Shields AF, Heilbrun LK, et al: Phase II study of paclitaxel and carboplatin in patients with advanced gastric cancer. Am J Clin Oncol 2003;26:37–41.

3 Thuss-Patience PC, Kretzschmar A, Repp M, et al: Docetaxel and continuous-infusion fluorouracil versus epirubicin, cisplatin, and fluorouracil for advanced gastric adenocarcinoma: a randomized phase II study. J Clin Oncol 2005;23:494–501.

4 Lee JL, Ryu MH, Chang HM, et al: A phase II study of docetaxel as salvage chemotherapy in advanced gastric cancer after failure of fluoropyrimidine and platinum combination chemotherapy. Cancer Chemother Pharmacol 2007: DOI 10.1007/s00280-007-0516-6.

5 Park SR, Chun JH, Yu MS, et al: Phase II study of docetaxel and irinotecan combination chemotherapy in metastatic gastric carcinoma. Br J Cancer 2006;94:1402–1406.

6 Yoshida K, Ninomiya M, Takakura N, et al: Phase II study of docetaxel and S-1 combination therapy for advanced or recurrent gastric cancer. Clin Cancer Res 2006;12:3402–3407.

7 Lawrence W Jr, McNeer G: The effectiveness of surgery for palliation of incurable gastric cancer. Cancer 1958;11:28–32.

8 Bonenkamp JJ, Sasako M, Hermans J, et al: Tumor load and surgical palliation in gastric cancer. Hepatogastroenterology 2001;48:1219–1221.

9 Habu H, Saito N, Sato Y, et al: Results of surgery in patients with gastric cancer extending to the adjacent organs. Hepatogastroenterology 1990;37:417–420.

10 Hartgrink HH, Putter H, Klein KE, et al: Value of palliative resection in gastric cancer. Br J Surg 2002;89:1438–1443.

11 Maekawa S, Saku M, Maehara Y, et al: Surgical treatment for advanced gastric cancer. Hepatogastroenterology 1996;43:178–186.

12 Hünerbein M, Rau B, Hohenberger P, et al: The role of staging laparoscopy for multimodal therapy of gastrointestinal cancer. Surg Endosc 1998;12: 921–925.
13 Gretschel S, Siegel R, Estevez-Schwarz L, et al: Surgical strategies for gastric cancer with synchronous peritoneal carcinomatosis. Br J Surg 2006;93: 1530–1535.
14 Japanese Research Society for Gastric Cancer: The General Rules for the Gastric Cancer Study (The 1st English Edition). Tokyo, Kanahara Shuppan, 1995.
15 Jacquet P, Sugarbaker PH: Clinical research methodologies in diagnosis and staging of patients with peritoneal carcinomatosis. Cancer Treat Res 1996;82:359–374.
16 Harmon RL, Sugarbaker PH: Prognostic indicators in peritoneal carcinomatosis from gastrointestinal cancer. Int Semin Surg Oncol 2005;2:3.
17 Koga S, Kawaguchi H, Kishimoto H, et al: Therapeutic significance of noncurative gastrectomy for gastric cancer with liver metastasis. Am J Surg 1980;140:356–359.
18 Sugarbaker PH, Graves T, DeBruijn EA, et al: Early postoperative intraperitoneal chemotherapy as an adjuvant therapy to surgery for peritoneal carcinomatosis from gastrointestinal cancer: pharmacological studies. Cancer Res 1990;50: 5790–5794.
19 Sugarbaker PH: Peritonectomy procedures. Ann Surg 1995;221:29–42.
20 Sugarbaker PH, Yonemura Y: Clinical pathway for the management of resectable gastric cancer with peritoneal seeding: best palliation with a ray of hope for cure. Oncology 2000;58:96–107.
21 McCarter MD, Fong Y: Role for surgical cytoreduction in multimodality treatments for cancer. Ann Surg Oncol 2001;8:38–43.
22 Kodama I, Takamiya H, Mizutani K, et al: Gastrectomy with combined resection of other organs for carcinoma of the stomach with invasion to adjacent organs: clinical efficacy in a retrospective study. J Am Coll Surg 1997;184:16–22.
23 Kikuchi S, Arai Y, Morise M, et al: Gastric cancer with metastases to the distant peritoneum: a 20-year surgical experience. Hepatogastroenterology 1998; 45:1183–1188.
24 Ouchi K, Sugawara T, Ono H, et al: Therapeutic significance of palliative operations for gastric cancer for survival and quality of life. J Surg Oncol 1998;69:41–44.
25 Glehen O, Schreiber V, Cotte E, et al: Cytoreductive surgery and intraperitoneal chemohyperthermia for peritoneal carcinomatosis arising from gastric cancer. Arch Surg 2004;139:20–26.
26 Shen P, Levine EA, Hall J, et al: Factors predicting survival after intraperitoneal hyperthermic chemotherapy with mitomycin C after cytoreductive surgery for patients with peritoneal carcinomatosis. Arch Surg 2003;138:26–33.
27 Fujimoto S, Takahashi M, Mutou T, et al: Improved mortality rate of gastric carcinoma patients with peritoneal carcinomatosis treated with intraperitoneal hyperthermic chemoperfusion combined with surgery. Cancer 1997;79:884–891.
28 Hall JJ, Loggie BW, Shen P, et al: Cytoreductive surgery with intraperitoneal hyperthermic chemotherapy for advanced gastric cancer. J Gastrointest Surg 2004;8:454–463.
29 Rossi CR, Pilati P, Mocellin S, et al: Hyperthermic intraperitoneal intraoperative chemotherapy for peritoneal carcinomatosis arising from gastric adenocarcinoma. Suppl Tumori 2003;2:S54–S57.
30 Hirose K, Katayama K, Iida A, et al: Efficacy of continuous hyperthermic peritoneal perfusion for the prophylaxis and treatment of peritoneal metastasis of advanced gastric cancer: evaluation by multivariate regression analysis. Oncology 1999;57: 106–114.
31 Yonemura Y, Fujimura T, Nishimura G, et al: Effects of intraoperative chemohyperthermia in patients with gastric cancer with peritoneal dissemination. Surgery 1996;119:437–444.
32 Yonemura Y, Bandou E, Kinoshita K, et al: Effective therapy for peritoneal dissemination in gastric cancer. Surg Oncol Clin N Am 2003;12:635–648.
33 Yonemura Y, Bandou E, Sawa T, et al: Neoadjuvant treatment of gastric cancer with peritoneal dissemination. Eur J Surg Oncol 2006;32:661–665.

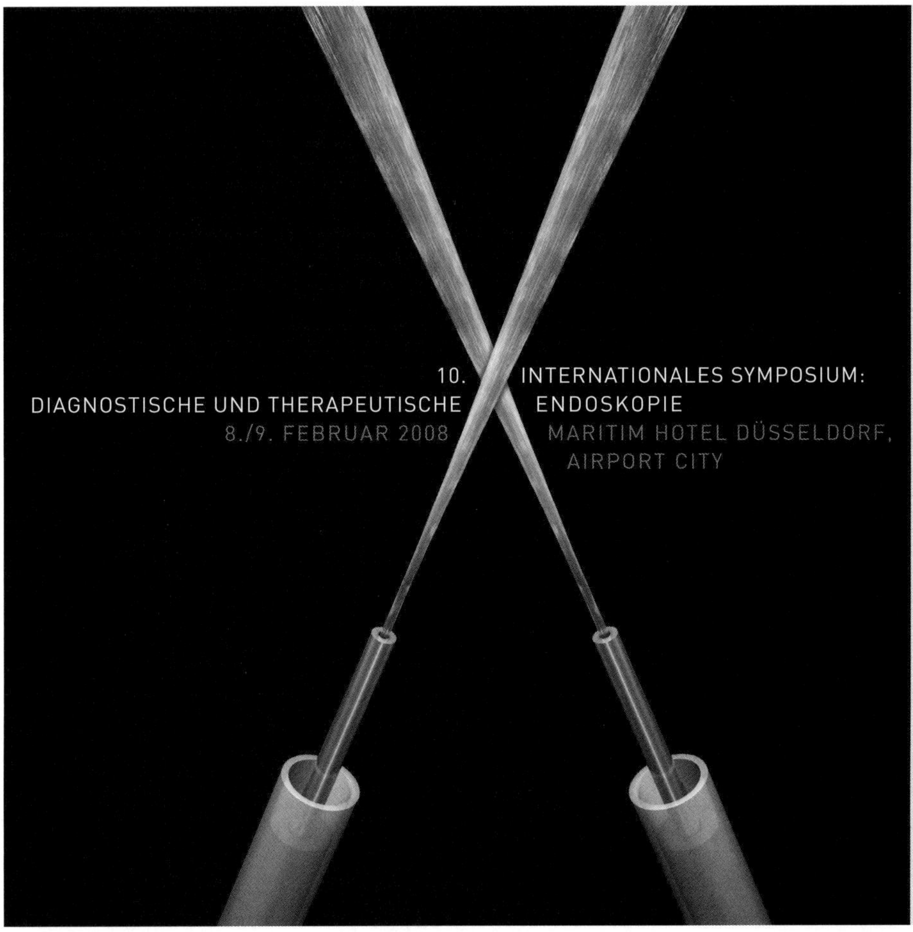

Chirurgische Gastroenterologie Interdisziplinär

Hauptthema · Main Topic

Chir Gastroenterol 2007;23:360–366
DOI: 10.1159/000110482

Online publiziert: 29. November 2007

Radikale Chirurgie bei primär metastasierten kolorektalen Karzinomen

Thomas Weber Karl Heinz Link

Chirurgische Klinik, Asklepios Tumortherapie Centrum Rhein-Main, Asklepios Paulinen Klinik, Wiesbaden, Deutschland

Schlüsselwörter
Kolonkarzinom · Rektumkarzinom · Kolorektale Karzinome · Metastasen · Chirurgie · Multimodaltherapie

Zusammenfassung
Bei primär metastasierten Kolon- bzw. Rektumkarzinomen im Stadium UICC IV muss zunächst entschieden werden, ob der Primärtumor und die vorliegenden Lebermetastasen potentiell kurativ reseziert werden können oder ob es sich beim Primärtumor bzw. den Metastasen oder auch beiden um eine zunächst lokal inkurable Situation handelt. Im Falle einer möglichen Kuration sollte immer die onkologisch radikale Operation von Primärtumor und Lebermetastase durchgeführt werden. Dies betrifft auch die En-bloc-Resektion von lokal fortgeschrittenen T4-Karzinomen. Die Entscheidung, ob der Primärtumor und die Lebermetastase(n) simultan oder in zeitlich getrennten Operationen reseziert werden, kann individuell erfolgen. Zeigt sich eine primär nichtresektable Lebermetastasierung, so kann versucht werden, eine Resektabilität mit Hilfe einer «neoadjuvanten» Chemotherapie zu erreichen, um dann sekundär die Leberresektion anzustreben. Ebenso kann bei primär nichtresektablen Primärtumoren des Kolons oder Rektums mit resektablen (simultanen) Lebermetastasen zunächst eine neoadjuvante Chemotherapie (Kolon) bzw. Radiochemotherapie plus Chemotherapie (Rektum) des Primärtumors durchgeführt werden. Ziel ist immer die kurative Resektion, da nur hiermit ein Langzeitüberleben für ein selektioniertes Patientengut erreicht wird. In einer rein palliativen Situation kann bei asymptomatischen Patienten auf eine radikale Resektion des Primärtumors verzichtet werden. Werden die Patienten symptomatisch, so kann sekundär bei Blutung eine palliative Tumorresektion, oder bei Ileus infolge eines stenosierenden Rektum- bzw. Sigmakarzinoms die Anlage eines Stomas oder auch die endoskopische Stent-Einlage vorgenommen werden.

Key Words
Colon cancer · Rectal cancer · Colorectal cancers · Metastases · Surgery · Multimodal therapy

Summary
Radical Surgery in Colon and Rectal Cancers with Synchronous Metastases
In case of metastasized colon- or rectal cancers (UICC IV) the decision has to be made whether the primary tumor and the metastases/metastasis are primarily resectable or nonresectable. If resectability of both locations is given, both should be surgically removed to provide the chance for cure, even in case of T4 primary tumors. The timing of the surgical treatment of the primary tumor and the simultaneous metastasis, either simultaneously within the same surgical procedure or split time by two procedures, has to be fixed on the base of individual patient and tumor data. If isolated peritoneal carcinosis is diagnosed before or at the time of the primary tumor resection, peritonectomy with hyperthermic intraoperative peritoneal perfusion chemotherapy (HIPEC) is a curative option. In this situation, the primary tumor may be resected at the HIPEC procedure. In case of nonresectable liver metastastasis with potential respectability after down-staging, intensive systemic chemotherapy should be applied to reach the aim of secondary resectability. In case of nonresectable primary tumors with simultaneous resectable distant metastases e.g. to the liver, primary chemotherapy or radiochemotherapy with intensive protocols may be applied first line to down-stage and resect both, the primary tumor and the metastasis. All multimodal procedures have in common the curative aim with long-term survival. In case of nonresectable metastases that most probably cannot be down-staged and with simultaneously asymptomatic primary tumors, systemic chemotherapy may be the best option for the primary and the only treatment modality – using a rather non-toxic primary treatment protocol. If the primary tumor in those cases turns symptomatic, palliative local therapy (stoma, bypass, segmental resection or laser therapy / cryotherapy) may be applied.

KARGER

Fax +49 761 4 52 07 14
E-mail Information@Karger.de
www.karger.com

Accessible online at:
www.karger.com/cga

Prof. Dr. Dr. h.c. Karl Heinz Link
Chirurgische Klinik, Asklepios Tumortherapie Centrum Rhein-Main
Asklepios Paulinen Klinik
Geisenheimer Straße 10, 65197 Wiesbaden, Deutschland
Tel. +49 611 8472-431, Fax -459
E-mail k-h.link@asklepios.com

Einleitung

Die Konzepte zur chirurgischen Onkologie bei primär metastasierten Kolon- und Rektumkarzinomen haben sich in den letzten Jahren im Sinne einer besseren und nachhaltig erfolgreicheren Zusammenarbeit zwischen den onkologischen Säulen Chirurgie, Hämatologie/Onkologie und Radioonkologie geändert. Zum Zeitpunkt der Diagnose eines kolorektalen Karzinoms finden sich bei zirka 20% der Patienten bereits Lymphknotenmetastasen (Dukes C, UICC Stadium III) und bei weiteren zirka 20% der Patienten synchrone Fernmetastasen (Dukes D, UICC Stadium IV) [1–3]. Die Therapie kurativ resezierbarer Kolonkarzinome und Rektumkarzinome ist unter Einbeziehung der adjuvanten Chemotherapie bei Kolonkarzinomen im Stadium UICC III und der neoadjuvanten, gegebenenfalls auch adjuvanten Radio- und Chemotherapieregime bei Rektumkarzinomen im Stadium UICC II/III heute weitgehend durch große randomisierte Phase-III-Studien belegt, standardisiert und zum Großteil etabliert. Das chirurgische Vorgehen erfordert in diesem Tumorstadiun die radikale Entfernung des gesamten Lymphabflussgebiets entlang der versorgenden Hauptgefäße des betroffenen Darmabschnitts [4, 5].

Allgemein und sogar in Fachkreisen weniger bekannt ist immer noch die Datenlage für das UICC-Stadium IV mit bereits vorliegenden (synchronen) oder im Verlauf nach Resektion aufgetretenen (metachronen) Fernmetastasen, obwohl hier in den letzten Jahren entscheidende Entwicklungen stattfanden, die zum Teil auch zu Paradigmenwechseln geführt haben [6]. In der Alltagsversorgung wird z.B. die kurative Resektion isolierter Lebermetastasen noch immer nicht allen resektablen Patienten empfohlen. Gründe hierfür sind in erster Linie das sehr heterogene Patientenkollektiv, das sowohl Patienten mit solitären als auch solche mit multilokulären Fernmetastasen bei entweder lokal begrenzten bzw. fortgeschrittenen Primärtumoren im Dick- oder Enddarm umfasst.

Bei synchronen Metastasen steht im interdisziplinären Diskurs, welchen Beitrag die onkologischen Fachdisziplinen zur Behandlung des UICC-IV-Patienten leisten können – und ob eine Operation des Primärtumors bzw. des Primärtumors und der simultanen Metastasen erforderlich ist. Diese Frage wird vor dem Hintergrund besserer palliativer Therapiemöglichkeiten in der Radioonkologie von Rektumkarzinomen und der systemischen Chemotherapie bei Metastasen gestellt. Dennoch muss betont werden, dass auch bei Patienten mit isoliert in die Zielorgane metastasierten synchronen kolorektalen Karzinomen eine chirurgische kurative Option besteht. Dies gilt für Metastasen der Leber und der Lunge sowie neuerdings und eingeschränkt auch für die limitierte Peritonealkarzinose. Zum Zeitpunkt der Diagnosestellung haben 14,5–19,5% der Patienten mit Kolon- bzw. Rektumkarzinomen bereits synchrone Lebermetastasen [7, 8]. Deutlich seltener finden sich Fernmetastasen in der Lunge, dem Peritoneum, der Nebenniere und dem ZNS. Nach Untersuchungen von Schlag et al. [9] profitieren zirka 10–15% der Patienten mit synchronen Lebermetastasen von einer Operation. Ein Langzeitüberleben wird nur bei solchen Patienten gesehen, bei denen die Lebermetastasen wie auch der Primärtumor in kurativer Intention reseziert werden können [7, 10].

Im Folgenden sollen zu der Diagnose «synchrone Lebermetastasen» beispielhaft die verschiedenen aktuellen Therapieoptionen für die Kolon- bzw. Rektumkarzinompatienten dargestellt werden (Abb. 1). Dabei werden auch die neuesten Möglichkeiten primärer «neoadjuvanter» und postoperativer «adjuvanter» multimodaler Therapien erläutert. Entsprechende Behandlungskonzepte bei synchron isolierten Lungenmetastasen bzw. der isolierten Peritonealkarzinose werden ergänzend abgehandelt.

Bei Vorliegen einer synchronen Fernmetastasierung in die Leber muss zunächst anhand der bildgebenden Diagnostik entschieden werden, ob trotz der Fernmetastasierung eine radikale operative Entfernung des Primärtumors sowie der Metastasen mit einem kurativen Ansatz durchgeführt werden kann. Bei Lebermetastasen ist dies der Fall, wenn topographisch von der Metastasenlokalisation her keine zentralen funktionell unabdingbaren Strukturen der Leber (z.B. Lebervenenstern, Leberhilus mit Pfortaderbifurkation) befallen sind und nach der Resektion mindestens 25% funktionell «normales» Leberparenchym verbleiben. In dieser Situation sollte der Primärtumor nach den bekannten onkologischen Standards unter Mitnahme des entsprechenden Lymphabflussgebiets und abgangsnaher Absetzung der versorgenden Gefäße durchgeführt werden [4, 5]. Beim Vorliegen eines Rektumkarzinoms ist natürlich die Rektumresektion oder -exstirpation in TME-Technik (TME = totale Mesorektumexzision) obligat.

Auch bei fortgeschrittenen Primärtumorstadien bzw. zunächst nicht resektabel erscheinenden Lebermetastasen können sich verschiedene Konstellationen und daraus notwendige individuelle Therapieoptionen ergeben, die im Folgenden wiedergegeben sind.

Simultane Resektion oder metachrone Resektion des Primärtumors und der Metastase(n)

Immer wieder stellt sich die Frage, ob Primärtumoren und die synchronen Lebermetastasen gleichzeitig oder in zeitlich getrennten Eingriffen reseziert werden sollen – entweder von denselben oder von unterschiedlich spezialisierten Teams. Hierzu berichten einige Autoren, dass selbst größere Leberresektionen bis hin zur Hemihepatektomie ohne signifikante Erhöhung der Morbidität und Mortalität simultan mit der Entfernung des kolorektalen Karzinoms durchgeführt werden können [11,12]. In einer Untersuchung des Memorial Sloan-Kettering Cancer Center an 240 Patienten mit synchronen Lebermetastasen zeigte sich zwar eine geringere postoperative Morbidität bei simultan operierten Patienten [13]. Allerdings

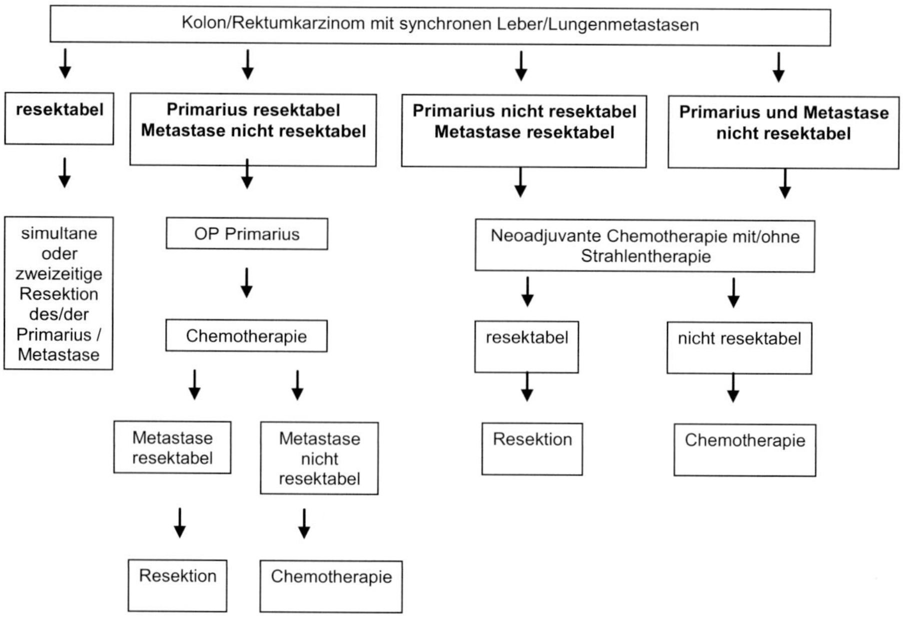

Abb. 1. Multimodale Konzepte in der Behandlung von primär metastasierten Kolon- und Rektumkarzinomen – chirurgischer Algorithmus.

fanden sich in der simultan operierten Gruppe signifikant häufiger rechtsseitige Kolonkarzinome sowie eine quantitativ geringere Lebermetastasierung und auch das Ausmaß der Leberresektion war kleiner [13], so dass beide Gruppen nicht eindeutig vergleichbar sind und die Aussagekraft dieser Daten eingeschränkt ist. Keinen Unterschied zwischen einem einzeitigen bzw. zweizeitigen operativen Eingriff fanden dagegen Jaeck et al. [14] bei der Analyse von Transfusionsbedarf, postoperativer Morbidität und Operationszeit. Wichtiger für die Gesamtprognose dieser Patienten ist wahrscheinlich weniger die Entscheidung zur einzeitigen oder zweizeitigen Resektion von Primärtumor und Metastase als vielmehr ein fortgeschrittenes T-Stadium und die Anzahl und Verteilung der Metastasen [15, 16]. Capussotti et al. [15] fanden eine annähernd gleiche 5-Jahres-Überlebensrate von 30,8 bzw. 32,0% bei simultan und zweizeitig operierten Patienten im UICC-Stadium IV. In einer Multivarianzanalyse konnten sie zeigen, dass bei simultan operierten Patienten vielmehr ein T4-Stadium, das Vorhandensein von mehr als drei Lebermetastasen und die Infiltration von Nachbarstrukturen unabhängige prognostische Faktoren sind. So sank das 3 Jahres-Überleben beim Vorhandensein von mehr als 3 Lebermetastasen auf 15,0% (<3 Lebermetastasen 34,3%; p = 0,007), bei Patienten mit einem T4-Tumor lag das 3 Jahres-Überleben bei lediglich 16,7% – verglichen mit 60% bei den anderen T-Stadien [15].
Insgesamt kann im Falle resektabler synchroner kolorektaler Lebermetastasen und radikaler chirurgischer Resektion des Primärtumors mit 2-Jahres-Überlebensraten von 51–63,5% [11–14] gerechnet werden, die 5-Jahres-Überlebensrate liegt in einzelnen Studien bei 30% [15, 17]. Damit können auch beim primär metastasierten kolorektalen Karzinom nach kurativer Resektion von Lebermetastasen Überlebensraten erreicht werden, wie sie nach Resektion metachroner Lebermetastasen beschrieben sind [18].

Die zu erwartenden Kurzzeit- und Langzeitergebnisse hängen unter anderem vom Ausmaß der Lebermetastasen und dem Stadium des Primärtumors sowie von der Erfahrung der in die Therapie eingebundenen Teams und von den individuellen Begleiterkrankungen/Risikofaktoren des Patienten ab. Die tumorabhängigen Risikofaktoren für die Langzeitprognose sind hinreichend beschrieben [19, 20]. Der Sitz des Primärtumors (untere zwei Drittel des Rektums versus Kolon / oberes Rektumdrittel) und die perioperative Risikokonstellation für Morbidität/Mortalität müssen in die Entscheidung «simultane oder metachrone Lebermetastasenresektion» eingehen.

Primärtumorstadium T4Nx, resektable Lebermetastasen

Im Falle einer T4-Situation mit Infiltration von Nachbarorganen oder -strukturen sollte eine radikale chirurgische Sanierung des Primärtumors angestrebt werden. Einige Studien implizieren, dass nach radikaler Operation das Überleben von Patienten mit lokal fortgeschrittenen kolorektalen Karzinomen vergleichbar ist mit dem von Patienten mit vergleichbaren Tumorstadien ohne Infiltration von Nachbarorganen [21–23]. Von fundamentaler Bedeutung ist in der T4-Situation, dass der Primärtumor mit den adhärenten bzw. infiltrierten Strukturen en bloc entfernt wird, um eine intraoperative Tumorzellverschleppung zu vermeiden (Guidelines der American Society of Colon and Rectal Surgeons und des National Cancer Institute) [24, 25]. Diese Empfehlungen zur En-bloc-Resektion basieren auf der Beobachtung, dass durchschnittlich zirka 50% der Adhäsionen zwischen dem Primärtumor und den Nachbarorganen malignen Ursprungs sind [22, 25, 26–29]. Die Inzision in Tumorinfiltrationen zu Nachbarorganen bzw. die Ruptur solcher «Verwachsungen» erhöht die Wahrscheinlichkeit zu Lokalrezidiven signifikant und limitiert die ohnehin schon reduzierte Prognose der Patienten entscheidend [29–31]. Möglicherweise kann bei dieser Konstellation, analog zu den Ergebnissen der neoadjuvanten Therapie bei UICC-II- und UICC-III-Rektumkarzinomen [32], die neoadjuvante Radiochemotherapie bei Rektumkarzinomen oder die präoperative Chemotherapie bei Kolonkarzinomen über ein «Downstaging» zu einer höheren lokalen Kurabilität des Primärtumors und auch der Lebermetastasen führen.

Resektabler/nichtresektabler Primärtumor und nichtresektable Lebermetastasen

Bisher wurden bei Patienten mit nichtresektablen Lebermetastasen eine palliative Resektion der Primärtumoren im Kolon bzw. Rektum vorgenommen oder, vornehmlich bei Rektumkarzinomen, ein Deviationsstoma bzw. eine Hartmann-Situation angelegt. In Anbetracht der Fortschritte bei der systemischen Chemotherapie metastasierter Kolon- und Rektumkarzinome kann diese Praxis verlassen und die Entscheidung für oder gegen eine primäre Operation, vor allem beim Rektumkarzinom, individuell getroffen werden. Bei Patienten mit nichtresektablen kolorektalen Lebermetastasen stellt sich für den behandelnden Chirurgen die Frage, ob der Patient in dieser Situation noch von einer Resektion des Primärtumors, soweit dies möglich ist, profitiert. Diese Fragestellung gilt nicht für Patienten mit einem symptomatischen Tumorleiden mit Ileus, Blutung oder Perforation. Hier ist nahezu ohne Ausnahme die Indikation zur palliativen Resektion des Primärtumors oder zur Anlage eines Stomas zu stellen.

Bei asymptomatischen Patienten kann eine Entscheidung auch gegen die primäre Operation getroffen werden. Hierbei soll bedacht werden, dass die postoperative Morbidität und Mortalität in diesem Patientenkollektiv mit (ausgedehnten) Lebermetastasen beträchtlich und gegenüber Patienten ohne Metastasen erhöht ist. Repräsentative Studien zeigen bei palliativen Primärtumorresektionen eine postoperative Mortalität von 4,6–10% und eine Morbidität zwischen 23 und 50% [33, 34]. Mehrere Studien deuten darauf hin, dass in der rein palliativen Situation bei asymptomatischen Patienten auf eine Resektion des kolorektalen Primärtumors verzichtet werden kann. So fanden Benoist et al. [35] beim Vergleich von 32 Patienten mit Resektion des kolorektalen Primärtumors und anschließender Chemotherapie mit 27 Patienten, die nur eine palliative Chemotherapie erhalten hatten, keinen Unterschied im 2-Jahres-Überleben zwischen beiden Gruppen (Operation 44%, Chemotherapie 41%). Die postoperative Morbidität betrug in der Resektionsgruppe 19%, die Inzidenz eines Darmverschlusses bei Patienten mit palliativer Chemotherapie war 14,8%. Aufgrund einer deutlich kürzeren Krankenhausverweildauer (11 vs. 22 Tage Chemotherapie/Resektion) sehen die Autoren in der palliativen Chemotherapie die Therapie der Wahl bei asymptomatischen Patienten mit nichtresektablen kolorektalen Fernmetastasen. Ähnliche Ergebnisse wurden von Scoggins et al. [33], Tebutt et al. [36], Sarela et al. [37] und Michel et al. [38] berichtet. Die Inzidenz eines mechanischen Ileus bei palliativ nur mit Chemotherapie behandelten Patienten lag zwischen 9 und 21,7% [33, 36–38], wobei interessanterweise in der Studie von Tebutt et al. [36] auch nach Resektion des Primärtumors bei 13,2% der Fälle mechanische Darmverschlüsse beobachtet wurden [36]. Bei der Entscheidung zur primären Palliativoperation versus primäre Chemotherapie ist zu berücksichtigen, dass die medianen Überlebenszeiten mit 8,2–16,6 Monaten bei Patienten mit primär palliativer Chemotherapie versus 14,0–21,0 Monaten bei Patienten mit primärer Resektion des Primärtumors und nachfolgender Chemotherapie annähernd vergleichbar sind [33, 36, 38]. Einen signifikanten Vorteil der primär palliativen Resektion belegen lediglich zwei aktuelle Studien [39, 40] , die allerdings auch einige Kritikpunkte bieten. In der Untersuchung von Ruo et al. [40] fanden sich in der resezierten Gruppe häufiger rechtsseitige Kolonkarzinome, die Patienten waren jünger und hatten weniger Lebermetastasen, so dass beide Patientengruppen nicht vergleichbar waren. Auch die von Cook et al. [39] publizierten Daten aus der SEER-Datenbank (Surveillance, Epidemiology and End Results [41]), die ebenfalls einen Vorteil für operierte Patienten im UICC-Stadium IV zeigen, lassen keine endgültige Schlussfolgerung zu. Da es sich um eine Datenbank zur Erfassung der generellen Behandlungspraktiken in den USA handelt, kann anhand dieser Daten lediglich festgestellt werden, wie viele Patienten im UICC-Stadium IV operiert wurden und wie die 1-Jahres-Überlebensrate war. Informationen betreffend der Indikation zur Operation, patientenbezogene Daten wie Morbidität, das Ausmaß der Erkrankung bzw. ob es sich um eine Operation mit potentiell kurativem Ansatz oder reiner Palliation handelte, fehlen [39]. In den neuesten Deutschen S3-Leitlinien wird bei nichtsymptomatischen Rektumkarzinomen mit nichtresektablen Metastasen die primäre Chemotherapie empfohlen [42].

Resektabler Primärtumor, primär nichtresektable, jedoch nach potentiellem Ansprechen auf Chemotherapie resektable Lebermetastasen

Bisher wurden die Patienten mit nichtresektablen Lebermetastasen, unabhängig von der lokalen Kurabilität des Primärtumors rein palliativ behandelt. Sofern die Primärtumoren operativ therapiert wurden, erfolgte in der Regel eine eingeschränkte, nicht jedoch die lokal onkologisch gerechte Resektion. Hier ist ein Paradigmenwechsel eingetreten, da auch von erfahrenen Leber- bzw. Viszeralchirurgen als nicht resektabel eingestufte Lebermetastasen nach erfolgreicher systemischer Chemotherapie sekundär kurativ reseziert werden konnten [6], wie mehrere Studien aus den letzten Jahren belegen [43–47]. Dies ist nicht nur bei metachroner Metastasierung, sondern auch bei synchroner Metastasierung, d.h. im UICC-Stadium IV möglich. Voraussetzung für einen solchen Therapieansatz ist natürlich, dass auch der kolorektale Primärtumor kurativ entfernt werden kann. Die Ansprechrate auf eine solche neoadjuvante Chemotherapie liegt zwischen 40 und 70%, eine anschließende R0-Resektion der Lebermetastasen kann etwa bei einem Drittel der Patienten erreicht werden [43–48]. Adam et al. [46] fanden eine 5- und 10-Jahres-Gesamtüberlebensrate von 33 und 23%, die rezidivfreien 5- bzw. 10-Jahres-Überlebensraten lagen bei 22 bzw. 17%. In dieser Studie konnten von allen neoadjuvant behandelten Patienten mit primär nichtresektablen Lebermetastasen letztendlich 12,5% kurativ reseziert werden. Allerdings ist bei dieser multimodalen Therapie die Tumorrezidivrate mit bis zu 80% nach 48,7 Monaten hoch, und bei Rezidivpatienten wurden wiederholte Resektionen erfolgreich durchgeführt [46]. Die neoadjuvante Chemotherapie hat demnach bei einem kleinen und selektionierten Patientengut die Möglichkeit eröffnet, primär nichtresektable Lebermetastasen einer chirurgischen Resektion mit kurativer Zielsetzung zuzuführen. Eigene Erfahrungen bestätigen diese Option; zudem konnten wir zeigen, dass die Individualisierung der Chemotherapie zu einer hohen «Downstaging»- und sekundären Resektionsrate führen kann [47, 49, 50].

Nichtresektabler Primärtumor, nichtresektable Lebermetastasen

Einzelne Berichte konnten zeigen, dass selbst bei Patienten mit nichtresektablen Primärtumoren und Lebermetastasen durch die Multimodalbehandlung unter Einschluss der Radiochemotherapie sowie nachfolgender Chemotherapie eine kurative Option erreicht werden kann [51]. Im Hinblick auf diese Möglichkeit und in Betracht moderner Radiochemotherapieprotokolle [52] (z.B. Radiotherapie plus FOLFOX) erwägen Experten, diese Behandlungskombination bei geeigneten Patienten einzusetzen, sogar bei Patienten mit T4Nx- bzw. TxN1–2-Primärtumoren, deren Lebermetastasen primär resektabel sind (Th. Junginger, persönliche Mitteilung, BDC-Fortbildung, Frankfurt/M., 2006).

Andere Lokalisationen synchroner Metastasen

Bei isolierten Lungenmetastasen ist deren Resektion nach Entfernung des Primärtumors anzustreben [53, 54]. Dies gilt auch für resektable Leber- und Lungenmetastasen, wobei in diesem Fall zunächst die pulmonale Resektion angestrebt werden sollte. Sofern sich die Lungenmetastase(n) bei der Thorakotomie als nicht resektabel erweisen sollte, müssen die Patienten mit dem wirksamsten systemischen Chemotherapieprotokoll behandelt werden. Auch in solchen Situationen kann nach gutem Ansprechen die kurative Resektion in beiden Organlokalisationen mit respektabler Langzeitprognose möglich sein [43].

Bei isolierter Peritonealkarzinose von Kolon- und auch Rektumkarzinomen konnte in einer Phase-III-Studie gezeigt werden, dass (nach Entfernung des Primärtumors) die Peritonektomie und die hypertherme intraperitoneale Chemotherapie (HIPEC) der palliativen Chirurgie mit nachfolgender systemischer Chemotherapie signifikant überlegen ist [55]. Eine große retrospektive Multicenter-Studie mit deutscher Beteiligung belegte die relativ lange mediane Überlebenszeit von mehr als 19 Monaten und ergab eine 5-Jahres-Überlebensrate von 19% [56], was mit alleiniger, selbst modernster Chemotherapie nicht erreichbar ist.

In Einzelfällen mit fortgeschrittenen Lebermetastasen lassen sich durch Kombinationsverfahren unter Einbezug physikalischer Behandlungsmethoden wie Radiofrequenzablation bzw. Kryotherapie die kurativen Aussichten noch weiter erhöhen [6]. Selbst zweizeitige Resektionen z.B. zuerst der rechten und nachfolgend der linken Leber bzw. vice versa erlauben es, unter Überbrückung mit modernen multimodalen Therapiemöglichkeiten bei ausgesuchten Patienten eine komplette Resektion zu erzielen und damit das Überleben signifikant zu verlängern [57].

Adjuvante Therapie nach Metastasenresektion?

Studien zur adjuvanten regionalen oder sytemischen Chemotherapie nach Resektion von Lebermetastasen kolorektalen Ursprungs haben bisher widersprüchliche Resultate erbracht [6]. Bisher konnten auch neueste Phase-III-Studien zur adjuvanten Therapie nach Metastasenresektion keine signifikante Erhöhung der 5-Jahres-Überlebensraten nachweisen, so dass dieser Behandlungsansatz, obwohl oft praktiziert, nicht in den aktuellen S3-Leitlinien empfohlen wird. Die besten Resultate berichtet das Memorial Sloan-Kettering Cancer Center, wonach im Vergleich intraarterielle plus systemische Chemotherapie versus systemische Chemotherapie die intrahepatische Rezidivrate signifikant reduziert und die krankheitsfreie 2-Jahres-Überlebensrate signifikant erhöht wurde [58]. Die prinzipiell chemotherapeutische Vorbehandlung resektabler Lebermetastasen bot nach monoinstitutionellen Studien zwar ein Benefit [59, 60]. Dennoch hat eine multiinstitutionelle EORTC-Phase-III-Studie zu dieser Fragestellung noch keine signifikante Erhöhung der 5-Jahres-Überlebensrate ergeben.

Literatur

1 Gatta G, Capocaccia R, Sant M, Bell CMJ, Coebergh JWW, Damhuis RAM, Faivre J, Martinez-Garcia C, Pawlega J, Ponz de Leon M, Pottier D, Raverdy N, Williams EMI, Berrino F: Understanding variations in survival for colorectal cancer in Europe: a EUROCARE high resolution study. Gut 2000;47:533–538.

2 American Cancer Society: Cancer facts and figures 2002. Available at *www.cancer.org/docroot.*

3 Ju JH, Chang SC, Wang HS, Yang SH, Jiang JK, Chen WC, Lin TC, Hsu H, Wang FM, Lin JK: Changes in disease pattern and treatment outcome of colorectal cancer: a review of 5,474 cases in 20 years. Int J Colorectal Dis 2007;22:855–862.

4 Arbeitsgemeinschaft der Wissenschaftlichen Medizinischen Fachgesellschaften (AWMF online): Leitlinien der Deutschen Gesellschaft für Verdauungs- und Stoffwechselkrankheiten. AWMF-Leitlinien Register Nr. 021/007. Kolorektales Karzinom. *http://leitlinien.net/.*

5 Link KH, Mörschel M, Sagban TA, Appell V, Holtappels M, Tischbirek K: Chirurgie und multimodale Therapie des Kolonkarzinoms: Evidenzbasis? Chir Gastroenterol 2004;20:39–54.

6 Link KH, Apell V, Tischbirek K, Holtappels M, Zayed K, Sagban TA, Mörschel M, Weigel TF, Josten KA, Thimm R, Staib L: Multimodality treatment of hepatic metastases; in Lencioni R, Cioni D, Bartolozzi C (eds): Focal Liver Lesions. Springer, New York 2005, pp 363–386.

7 Manfredi S, Lepage C, Hatem C, Coatmeur O, Faivre J, Bouvier AM: Epidemiology and management of liver metastases from colorectal cancer. Ann Surg 2006;244:254–259.

8 Kune GA, Kune S, Field B, White R, Brough W, Schellenberger R, Watson LF: Survival in patients with large-bowel cancer: a population-based investigation from the Melbourne Colorectal Cancer Study. Dis Colon Rectum 1990;33:938–946.

9 Schlag PM, Benhidjeb T, Stroszczynski C: Resection and local therapy for liver metastasis. Best Pract Res Clin Gastroenterol 2002;16:299–317.

10 Scheele J, Altendorf-Hofmann A, Grube T, Hohenberger W, Stangl R, Schmidt K: Resection of colorectal liver metastases. What prognostic factors determine patient selection ? Chirurg 2001;72:547–560.

11 Jovine E, Biolchini F, Talarico F, Lerro FM, Mastrangelo L, Selleri S, Landolfo G, Martuzzi F, Iusco DR, Lazzari A: Major hepatectomy in patients with synchronous colorectal liver metastases: whether or not a contraindication to simultaneous colorectal and liver resection. Colorectal Dis 2007;9:245–252.

12 Capussotti L, Ferrero A, Vigano L, Ribero D, Lo Tesoriere R, Polastri R: Major liver resections synchronous with colorectal surgery. Ann Surg Oncol 2007;14:195–201.

13 Martin R, Paty P, Fong Y, Grace A, Cohen A, DeMatteo R, Jarnagin W, Blumgart L: Simultaneous liver and colorectal resections are safe for synchronous colorectal liver metastasis. J Am Coll Surg 2003;197:233–241.

14 Jaeck D, Bachellier P, Weber JC, Boudjema K, Mustun A, Paris F, Schaal JC, Wolf P: Surgical strategy in the treatment of synchronous hepatic metastases of colorectal cancer. Analysis of a series of 59 operated on patients. Chirurgie 1999;124:258–263.

15 Capussotti L, Vigano L, Ferrero A, Lo Tesoriere R, Ribero D, Polastri R: Timing of resection of liver metastases synchronous to colorectal tumor: proposal of prognosis-based decisional model. Ann Surg Oncol 2007;14:1143–1150.

16 Tsai MS, Su YH, Ho MC, Liang JT, Chen TP, Lai HS, Lee PH: Clinicopathological features and prognosis in respectable synchronous and metachronous colorectal liver metastasis. Ann Surg Oncol 2007;14:786–794.

17 Lyass S, Zamir G, Matot I, Goitein D, Eid A, Jurim O: Combined colon and hepatic resection for synchronous colorectal liver metastasis. J Surg Oncol 2001;78:17–21.

18 Scheele J, Altendorf-Hofmann A: Resection of colorectal metastases. Langenbecks Arch Surg 1999; 384:313–327.

19 Nordlinger B, Guiguet M, Vaillant JC, Balladur P, Boudjema K, Bachellier P, Jaeck D: Surgical resection of colorectal carcinoma metastases to the liver. A prognostic scoring system to improve case selection, based on 1568 patients. Association Francaise de Chirurgie. Cancer 1996;77:1254–1262.

20 Fong Y, Fortner J, Sun RL, Brennan MF, Blumgart LH: Clinical score for predicting recurrence after hepatic resection for metastatic colorectal cancer: analysis of 1001 consecutive cases. Ann Surg 1999; 230:309–318.

21 Lopez MJ: Multivisceral resections for colorectal cancer. J Surg Oncol 2001;76:1–5.

22 Nakafusa Y, Tanaka T, Tanaka M, Kitajima Y, Sato S, Miyazaki K: Comparison of multivisceral resection and standard operation for locally advanced colorectal cancer: analysis of prognostic factors for short-term and long-term outcome. Dis Colon Rectum 2004;47:2055–2063.

23 Poeze M, Houbiers JG, van de Velde CJ, Wobbes T, von Meyenfeldt MF: Radical resection of locally advanced colorectal cancer. Br J Surg 1995;82: 1386–1390.

24 Tjandra JJ, Kilkenny JW, Buie WD, Hyman N, Simmang C, Anthony T, Orsay C: Practice parameters for the management of rectal cancer (revised). Dis Colon Rectum 2005;48:411–423.

25 Nelson H, Petrelli N, Carlin A, Couture J, Fleshman J, Guillem J, et al: Guidelines 2000 for colon and rectal cancer surgery. J Natl Cancer Inst 2001; 93:583–596.

26 Lopez MJ, Monafo WW: Role of extended resection in initial treatment of locally advanced colorectal carcinoma. Surgery 1993;113:365–372.

27 Rowe VL, Frost DB, Huang S: Extended resection for locally advanced colorectal carcinoma. Ann Surg Oncol 1997;4:131–136.

28 Lehnert T, Methner M, Pollok A, Schaible A, Hinz U, Herfarth C: Multivisceral resection for locally advanced primary colon and rectal cancer: an analysis of prognostic factors in 201 patients. Ann Surg 2002;235:217–225.

29 Gall FP, Tonak J, Altendorf A: Multivisceral resections in colorectal cancer. Dis Colon Rectum 1987; 30:337–341.

30 Hunter JA, Ryan JA Jr, Schultz P: En bloc resection of colon cancer adherent to other organs. Am J Surg 1987;154:67–71.

31 Gebhardt C, Meyer W, Ruckriegel S, Meier U: Multivisceral resection of advanced colorectal carcinoma. Langenbecks Arch Surg 1999;384:194–199.

32 Sauer R, Becker H, Hohenberger W, Rödel C, Wittekind C, Fietkau R, Martus P, et al: German Rectal Cancer Study Group. Preoperative versus postoperative chemoradiotherapy for rectal cancer, N Engl J Med 2004;351:1731–1740.

33 Scoggins CR, Meszoely IM, Blanke CD, Beauchamp RD, Leach SD: Nonoperative management of primary colorectal cancer in patients with stage IV disease. Ann Surg Oncol 1999;6:651–657.

34 Joffe J, Gordon PH: Palliative resection for colorectal carcinoma. Dis Colon Rectum 1981;24:355–360.

35 Benoist S, Pautrat K, Mitry E, Rougier P, Penna C, Nordlinger B: Treatment strategy for patients with colorectal cancer and synchronous irresectable liver metastasis. Br J Surg 2005;92:1155–1160.

36 Tebbutt NC, Norman AR, Cunningham D, Hill ME, Tait D, Oates J, Livingston S, Andreyev J: Intestinal complications after chemotherapy for patients with unresected primary colorectal cancer and synchronous metastases. Gut 2003;52:568–573.

37 Sarela AI, Gutherie JA, Seymour MT, Ride E, Guillou PJ, O'Riordain DS: Non-operative management of the primary tumor in patients with incurable stage IV colorectal cancer. Br J Surg 2001;88:1352–1356.

38 Michel P, Roque I, DiFiore F, Langlois S, Scotte M, Teniere P, Paillot B: Colorectal cancer with non-resectable synchronous metastases: should the primary tumor be resected? Gastroenterol Clin Biol 2004;28:434–437.

39 Cook AD, Single R, McCahill LE: Surgical resection of primary tumors in patients who present with stage IV colorectal cancer: An analysis of surveillance, epidemiology and end results data, 1988 to 2000. Ann Surg Oncol 2005;12:637–645.

40 Ruo L, Gougoutas C, Paty PB, Guillem JG, Cohen AM, Wong WD: Elective bowel resection for incurable stage IV colorectal cancer: prognostic variables for asymptomatic patients. J Am Coll Surg 2003;196:722–728.

41 Warren JL, Klabunde CN, Schrag D, Bach PB, Riley GF: Overview of the SEER-Medicare data: content, research applications, and generalizability to the United States elderly population. Med Care 2002;40(8 suppl):IV-3–18.

42 Schmiegel W: Gastroenterologie 2008:(im Druck).

43 Bismuth H, Adam R, Levi F, Farabos C, Waechter F, Castaing D, Majno P, et al: Resection of nonresectable liver metastases from colorectal cancer after neoadjuvant chemotherapy. Ann Surg 1996; 224:509–520.

44 Giacchetti S, Itzhaki M, Gruia G, Adam R, Zidani R, Kunstlinger F, Brienza S, et al: Long term survival of patients with unresectable colorectal cancer liver metastases following infusional chemotherapy with 5-fluorouracil, leucovorin, oxaliplatin and surgery. Ann Oncol 1999;10:663–669.

45 Pozzo C, Basso M, Cassano A, Quirino M, Schinzari G, Trigila N, Vellone M, et al: Neoadjuvant treatment of unresectable liver disease with irinotecan and 5-fluorouracil plus folinic acid in colorectal cancer patients. Ann Oncol 2004;15:933–939.

46 Adam R, Delvart V, Pascal G, Valeanu A, Castaing D, Azoulay D, Giacchetti S, et al: Rescue surgery for unresectable colorectal liver metastases downstaged by chemotherapy: a model to predict long-term survival. Ann Surg 2004;240:644–657.

47 Link KH, Pillasch J, Formentini A, Sunelaitis E, Leder G, Safi F, Kornmann M, et al: Down-staging by regional chemotherapy of non-resectable isolated colorectal liver metastases. Eur J Surg Oncol 1999;25:381–388.

48 Folprecht G, Grothey A, Alberts S, Raab HR, Köhne CH: Neoadjuvant treatment of unresectable colorectal liver metastases: correlation between tumour response and resection rates. Ann Oncol 2005;16:1311–1319.

49 Link KH, Kornmann M, Butzer U, Leder G, Sunelaitis E, Pillasch J, Salonga D, et al: Thymidylate synthase quantitation and in vitro chemosensitivity testing predicts responses and survival of patients with isolated nonresectable liver tumors receiving hepatic arterial infusion chemotherapy. Cancer 2000;89:288–296.
50 Link KH, Sunelaitis E, Kornmann M, Formentini A, Schatz M, Suhr P, Messer P, et al: Regional chemotherapy of nonresectable colorectal liver metastases with mitoxantrone, 5-fluorouracil, folinic acid, and mitomycin C may prolong survival. Cancer 2001;92:2746–2753.
51 Kornmann M, Link KH: Conversion of locally inoperable primary rectal cancer with multiple liver metastases to an option for cure after local downstaging and hepatic arterial infusion chemotherapy. Langenbecks Arch Surg 2002;387:90–93.
52 Czito BG, Willett CG, Bendell JC: Combined-modality therapy for rectal cancer: future prospects. Clin Colorectal Cancer 2007;6:625–633.
53 Pfannschmidt J, Dienemann H, Hoffmann H: Surgical resection of pulmonary metastases from colorectal cancer: a systematic review of published series. Ann Thorac Surg 2007;84:324–338.
54 Ashley AC, Deschamps C, Alberts SR: Impact of prognostic factors on clinical outcome after resection of colorectal pulmonary metastases. Clin Colorectal Cancer 2006;6:32–37.
55 Verwaal VJ, van Ruth S, de Bree E, van Sloothen GW, van Tinteren H, Boot H, Zoetmulder FA: Randomized trial of cytoreduction and hyperthermic intraperitoneal chemotherapy and palliative surgery in patients with peritoneal carcinomatosis of colorectal cancer. J Clin Oncol 2003;21:3737–3743.
56 Glehen O, Kwiatkowski F, Sugarbaker PH, Elias D, Levine EA, De Simone M, Barone R, et al: Cytoreductive surgery combined with perioperative intraperitoneal chemotherapy for the management of peritoneal carcinomatosis from colorectal cancer: a multiinstitutional study. J Clin Oncol 2004;22:3284–3292.
57 Gansauge F, Link KH, Büchler M, Beger HG: Split-time resection of unresectable colorectal liver metastases supported by chemosensitivity directed hepatic artery infusion. Regional Cancer Treatment 1993;suppl 1:25.
58 Kemeny NE, Gonen M: Hepatic arterial infusion after liver resection. N Engl J Med 2005;352:734–735.
59 Wein A, Riedel C, Köckerling F, Martus P, Baum U, Brueckl WM, Reck T, et al: Impact of surgery on survival in palliative patients with metastatic colorectal cancer after first line treatment with weekly 24-hour infusion of high-dose 5-fluorouracil and folinic acid. Ann Oncol 2001;12:1721–1727.
60 Kemeny N: Presurgical chemotherapy in patients being considered for liver resection. Oncologist 2007;12:825–839.

Chirurgische Gastroenterologie Interdisziplinär

Hauptthema · Main Topic

Chir Gastroenterol 2007;23:367–373
DOI: 10.1159/000109413

Online publiziert: 21. November 2007

Oberbaucheviszeration beim fortgeschrittenen hepato-pankreatischen Karzinom

Marcus Bahra Dietmar Jacob Armin Thelen Ulf P. Neumann

Klinik für Allgemein-, Viszeral- und Transplantationschirurgie, Charité – Universitätsmedizin Berlin,
Campus Virchow-Klinikum, Berlin, Deutschland

Schlüsselwörter
Hepato-pankreatisches Karzinom · Oberbaucheviszeration · Prognose

Zusammenfassung:
Hintergrund: Hepato-bilio-pankreatische Karzinome haben eine schlechte Prognose. Eine kurative Resektion ist bei einem Großteil der Tumoren bei Diagnosestellung nicht mehr möglich. Inwieweit palliative Resektionen im Sinne von Multiviszeralresektionen einen Stellenwert bei fortgeschrittenen Karzinomen haben, ist noch nicht hinreichend geklärt. **Methoden:** Wir haben 61 Paienten mit hepato-pankreatischen Karzinomen nach ausgedehnter palliativer Resektion hinsichtlich der perioperativen Mortalität sowie des Langzeitüberlebens nachuntersucht. **Ergebnisse:** Alle Operationen wurden in palliativer Intention bei Blutungen, therapierefraktären malignen Gallengangsstenosen oder Perforation und Ileus durchgeführt. 19 Patienten wurden aufgrund eines Pankreaskopfkarzinoms, 11 Patienten aufgrund eines Pankreaskorpuskarzinoms und 10 Patienten aufgrund eines Pankreasschwanzkarzinoms multiviszeral operiert. Das mediane Überleben nach Resektion innerhalb der drei Gruppen war 9,7, 12 sowie 7,5 Monate. Patienten nach Resektion aufgrund eines periampullären Karzinoms (n = 8) sowie aufgrund eines fortgeschrittenen Gallenblasenkarzinoms (n = 13) zeigten ein medianes Überleben von 12 bzw. 7,5 Monaten. Die perioperative Mortalität der Patienten lag bei 8%. **Schlussfolgerung:** Die palliative Oberbaucheviszeration ist bei ausgedehnten symptomatischen Karzinomen mit einer akzeptablen Mortalität möglich. Besonders junge Patienten mit einem fortgeschrittenen Gallenblasenkarzinom, bei denen eine endoskopisch-interventionelle Palliation nicht durchführbar ist, können von ausgedehnten palliativen Resektionen profitieren.

Key Words
Hepato-pancreatic carcinoma · Excessive palliative resection · Prognosis

Summary
Multivisceral Palliative Resection for Advanced Hepato-Pancreatic Carcinoma
Background: Hepato-biliary-pancreatic carcinomas are associated with a poor prognosis. At time of diagnosis, curative resections are in the majority of cases not feasible anymore. However, the role of excessive palliative resections in advanced carcinomas is still under discussion. **Methods:** 61 patients with advanced hepato-pancreatic carcinoma underwent extended palliative resection. Follow-up was performed with regard to perioperative mortality and long-term survival. **Results**: Indication for resection was done in a palliative intent in patients with bleeding complications, non-tractable biliary obstruction, perforation and ileus. 19 patients suffered from a pancreatic head carcinoma, 11 had a carcinoma of the pancreatic corpus and 10 a carcinoma of the pancreatic tail. The median survival after resection for the groups was 9.7, 12 and 7.5 months, respectively. Patients after resection due to a periampullary carcinoma (n = 8) and patients with advanced gallbladder carcinoma (n = 13) showed a median survival of 12 and 7.5 months, respectively. The overall perioperative mortality was 8%. **Conclusion**: Extended multivisceral resection in hepato-biliary carcinomas can be performed with acceptable perioperative mortality. In selected cases the indication may be given to achieve sustained palliation. Especially young patients with advanced gallbladder cancer in whom endoscopically palliation is not feasible may benefit from extended palliative resections.

KARGER

Fax +49 761 4 52 07 14
E-mail Information@Karger.de
www.karger.com

Accessible online at:
www.karger.com/cga

PD. Dr. med. Ulf P. Neumann
Klinik für Allgemein-, Viszeral- und Transplantationschirurgie
Charité – Universitätsmedizin Berlin, Campus Virchow-Klinikum
Augustenburger Platz 1, 13353 Berlin, Deutschland
E-mail ulf.neumann.@charite.de

Einleitung

Karzinome hepato-bilio-pankreatischen Ursprungs gehen mit einer schlechten Prognose einher [1–5]. Eine Heilung ist bei diesen hochmalignen Tumoren grundsätzlich nur durch eine radikale chirurgische Resektion möglich. Bei fortgeschrittenen Befunden mit Zeichen der Tumorinfiltration mehrerer benachbarter Organe scheint eine Resektion aus onkologischer Sicht nicht mehr sinnvoll. Im Rahmen der palliativen Versorgung fortgeschrittener hepato-pankreatischer Karzinome spielt trotz etablierter endoskopisch-interventioneller Konzepte die chirurgische Palliation eine wichtige Rolle. Maligne distale Gallengangsstenosen oder tumorbedingte Magenausgangsstenosen werden nach wie vor im Sinne der Anlage einer biliodigestiven Anastomose bzw. durch eine Gastroenterostomie chirurgisch angegangen [6–8]. Weithin unbeantwortet ist die Frage, inwiefern radikale Resektionen auch in der fortgeschrittenen Situation einen Stellenwert haben. Aufgrund der deutlich verringerten perioperativen Morbidität und Mortalität in den letzten Jahren stellt sich die Frage, ob nicht bei fortgeschrittenen Befunden eine Resektion auch unter palliativen Bedingungen sinnvoll ist [9, 10]. Wir haben vor diesem Hintergrund unser eigenes Patientengut nach ausgedehnten Palliativresektionen im Rahmen der Therapie von Pankreaskarzinomen, Karzinomen des Gallengangsystems bzw. der Gallenblase sowie periampullärer Karzinome untersucht.
Für die Beantwortung der Frage, ob ausgedehnte Palliativresektionen einen Stellenwert in der hepato-biliären Tumorchirurgie haben, ist die Tumorentität und die damit verbundene Tumorbiologie bzw. Prognose von zentraler Bedeutung. Ebenfalls wichtig ist die präoperative Identifizierung der Patienten, welche potentiell von einer palliativen Resektion profitieren. Hierzu erhältliche publizierte Daten sind rar.
Im Folgenden sollen verschiedene hepato-pankreatische Tumorentitäten dahingehend untersucht werden, ob und wann eine palliative Resektion sinnvoll erscheint.

Hepatozelluläres Karzinom
Die therapeutischen Möglichkeiten der Behandlung fortgeschrittener hepatozellulärer Karzinome sind sehr beschränkt, die Prognose ist mit einer mittleren Überlebenszeit von 8 Monaten schlecht [11]. In der Mehrzahl der Fälle liegt ein hepatozelluläres Karzinom auf dem Boden einer Zirrhose vor. Nur durch eine chirurgische Therapie, wenn Bedingungen wie Größe und Lokalisation des Tumors, Zirrhosestadium und Alter des Patienten eine Resektion zulassen, kann eine Heilung erzielt werden [12, 13]. Das verbleibende Leberparenchym ist dabei hinsichtlich einer ausgedehnte Resektion der limitierende Faktor [12]. Im Falle eines fortgeschrittenen bilobären Leberbefalls ist eine exzessive Leberresektion im Sinne einer Trisektorektomie aufgrund des hohen Risikos einer postoperativen Leberinsuffizienz bzw. eines postoperativen Leberversagens kontraindiziert, wenn der Eingriff a priori unter palliativer Intention durchgeführt wird.

Intrahepatisches cholangiozelluläres Karzinom
Das mediane Überleben beim cholangiozellulären Karzinom wird mit 6–9 Monaten angegeben [14]. Auch beim intrahepatischen cholangiozellulären Karzinom stellt die Resektion die einzig potentiell kurative Therapie dar. Nach erfolgreicher Resektion werden 5-Jahres-Überlebensraten von 27–44% erzielt [15, 16]. Die Prognose nach R1-Resektionen ist aber signifikant schlechter [17]. Radikale Resektionen sollten nur mit der Intention einer kompletten Tumorentfernung durchgeführt werden. Aggressive chirurgische Resektionen sind häufig zusätzlich mit einer erhöhten Komplikationsrate wie z.B. Galleleckagen vergesellschaftet. Exzessive, palliative Resektionen beim fortgeschrittenen intrahepatischen cholangiozellulären Karzinom sind somit kontraindiziert.

Zentrale Gallengangstumoren (Klatskin-Tumoren)
Zentrale Gallengangskarzinome zeichnen sich durch eine longitudinale submukosal-intramurale Ausdehnung mit diskontinuierlichem Wachstumsmuster aus [18]. Der Tumor kann somit weit über die mukosale Beteiligung hinausgehen [19]. Dies hat zur Folge, dass eine R0-Situation nur im Rahmen einer erweiterten Leberteilresektion im Sinne einer Trisektorektomie erreicht werden kann. Dies beinhaltet standardisiert die Resektion des extrahepatischen Gallengangsystems und ist gegebenenfalls kombiniert mit einer Leber- und Pfortaderresektion [20]. Dieses Operationskonzept wird in der Mehrzahl der Fälle durch ein nicht ausreichende Größe des verbleibenden Restparenchyms limitiert. Somit muss im Sinne einer multimodalen Operationsvorbereitung eine Hypertrophie des kontralateralen Leberlappens induziert werden. Dies kann entweder durch eine arterielle oder durch eine portalvenöse Embolisation erreicht werden. Zusätzlich muss der zu erhaltende Leberlappen bei Vorliegen einer Cholestase endoskopisch entlastet werden.
Diese Eingriffe sind trotz der präoperativen multimodalen Vorbereitung mit einer hohen perioperativen Morbidität sowie Mortalität verbunden [21]. Erweiterte Resektionen bei hilären Karzinomen sollten ausschließlich mit kurativer Intention durchgeführt werden. Eine weitere Ausdehnung der Resektion, z.B. in Kombination mit einer partiellen Duodenopankreatektomie, erhöht die Komplikationsrate signifikant und scheint somit unter palliativer Intention nicht sinnvoll.

Gallenblasenkarzinom
Nur etwa 15–20% der Patienten mit einem Gallenblasenkarzinom sind bei Diagnosestellung noch potentiell kurativ zu resezieren. Aufgrund der erst spät einsetzenden Symptomatik wird das Gallenblasenkarzinom häufig erst im fortgeschrittenen Stadium diagnostiziert [22]. Dabei liegt das kumulative 5-Jahres-Überleben bei etwa 15% [23]. Verschiedene chirurgische Strategien sind je nach Ausdehnung des Befunds indiziert. Dies reicht von der Cholezystektomie inklusive Gallenblasenbettresektion bis hin zur erweiterten Leberteilresektion

Tab. 1. Demographie, Therapie und medianes Überleben von Patienten nach Resektion/Exploration mit Pankreaskarzinom, periampullärem Karzinom bzw. Gallenblasenkarzinom

Patientengruppe	Anzahl der Patienten	Alter	Männlich (n)	Therapie	Erweiterte Resektion	Mediane Überlebenszeit, Monate
Pankreaskopfkarzinom						
Gruppe 1	19	61 ± 8	12	Resektion	+	9,7
Gruppe 2	20	62 ± 9	11	Probelaparotomie		12
Pankreaskorpuskarzinom						
Gruppe 3	11	55 ± 13	7	Resektion	+	12
Gruppe 4	17	62 ± 9	7	Probelaparotomie		6
Pankreasschwanzkarzinom						
Gruppe 5	10	64 ± 6	8	Resektion	+	7,5
Gruppe 6	10	63 ± 10	5	Probelaparotomie		16,5
Periampulläres Karzinom						
Gruppe 7	8	67 ± 6	3	Resektion	+	12
Gruppe 8	6	67 ± 6	3	Probelaparotomie		16
Gallenblasenkarzinom						
Gruppe 9	13	62 ± 4	7	Resektion	+	7,5

Tab. 2. Exzessive Resektionen bei 61 Patienten mit fortgeschrittenen Karzinomen des pankreato-biliären Systems

Patientengruppe	Anzahl der Patienten	Therapie	Zusätzliche Erweiterung
Gruppe 1: Pankreaskopfkarzinom	19	Pankreaskopfresektion (n = 17), TP (n = 2)	Leberteilresektion (n = 14) Kolonteilresektion (n = 5)
Gruppe 3: Pankreaskorpuskarzinom	11	Pankreaslinksresektion (n = 6), TP (n = 5)	Leberteilresektion (n = 5) Kolonteilresektion (n = 3) Gastrektomie (n = 6)
Gruppe 5: Pankreasschwanzkarzinom	10	Pankreaslinksresektion (n = 10)	Leberteilresektion (n = 4) Kolonteilresektion (n = 7) Gastrektomie (n = 1)
Gruppe 7: Periampulläres Karzinom	8	Pankreaskopfresektion (n = 8)	Leberteilresektion (n = 5) Kolonteilresektion (n = 3)
Gruppe 9: Gallenblasenkarzinom	13	Leberteilresektion (n = 13)	Pankreaskopfresektion (n = 6) Kolonteilresektion (n = 4) Magenteilresektion (n = 3)

TP = Totale Pankreatektomie.

mit Resektion des extrahepatischen Gallengangsystems bei fortgeschrittenen Tumoren [24].
In seltenen Fällen ist der Tumor im Bereich des Fundus lokalisiert und zeigt eine Infiltration in das Duodenum. Um eine Resektion zu ermöglichen, kann in solchen Fällen eine zusätzliche partielle Pankreatikoduodenektomie notwendig werden. Neuere Daten deuten darauf hin, dass sich durch aggressive chirurgische Konzepte eine Verbesserung der Prognose erreichen lässt [25].
Daten aus dem Memorial Sloan Kettering Cancer Center zeigen nach radikaler Resektion ein medianes Überleben von 26 Monaten sowie eine 5-Jahres-Überlebensrate von 38% [26]. Somit scheint eine radikale Resektion auch dann gerechtfertigt, wenn primär keine R0-Situtation geschaffen werden kann.

Periampulläre Karzinome
Distale Gallengangskarzinome sowie Karzinome der Ampulla Vateri werden aufgrund der früh einsetzenden Ikterussymptomatik häufig frühzeitig erkannt. Aus diesem Grund finden sich hier primär relativ hohe Resektionsraten von bis zu 90% [27]. Auch bei diesen Entitäten ist eine radikale Resektion bis heute der einzig kurative Ansatz. Fortgeschrittene Tumoren mit Beteiligung benachbarter Organe finden sich eher selten. Bei Tumoren, die aufgrund ihres Infiltrationsmusters nur durch eine zusätzliche Resektion von Nachbarorganen zu resezieren sind, kann im Einzelfall eine radikale palliative Operation indiziert sein. Besonders unter dem Gesichtspunkt einer endgültigen Palliation im Sinne der Vermeidung von Magenausgangsstenosen bzw. Ileussymptomatik werden vereinzelt palliative Resektionen durchgeführt.

Tab. 3. Krankenhausverweildauer, perioperative Mortalität und Todesursache bei 61 Patienten nach radikaler palliativer Resektion

Patientengruppe	Anzahl der Patienten	Krankenhausaufenthalt, Tage	Perioperative Mortalität, %	Todesursache
Gruppe 1: Pankreaskopfkarzinom	19	15 ± 28	21	septisches Multiorganversagen n = 3 intraabdominelle Blutung n = 1
Gruppe 3: Pankreaskorpuskarzinom	11	25 ± 9	0	
Gruppe 5: Pankreasschwanzkarzinom	10	26 ± 22	0	
Gruppe 7: Periampulläres Karzinom	8	36 ± 34	12,5	septisches Multiorganversagen n = 1
Gruppe 9: Gallenblasenkarzinom	13	38 ± 16	8	septisches Multiorganversagen n = 1
Gesamt	61	27 ± 24	8	

Pankreaskarzinome

Trotz steigender Resektionsraten verbunden mit einer weiter fallenden perioperativen Mortalität und Morbidität liegt das 5-Jahres-Überleben nach Resektion nur bei etwa 20% [28–30]. Der wichtigste prognostische Faktor für das Langzeitüberleben ist dabei die radikale Resektion zum Zeitpunkt eines frühen Tumorstadiums. Als ein Argument für eine palliative Pankreaskopfresektion wird eine nachhaltige Palliation zur Vermeidung von Magenausgangsstenosen angeführt.

Im Vergleich zu Karzinomen des Pankreaskopfes werden Pankreaskorpus- bzw. Pankreasschwanzkarzinome aufgrund der fehlenden Ikterussymptomatik häufig erst zu einem späten Zeitpunkt klinisch auffällig. Daraus resultiert eine deutlich geringere primäre Resektionsrate im Vergleich zum Pankreaskopfkarzinom [29]. Eine primäre palliative Resektion scheint aufgrund der Lokalisation des Tumors nicht indiziert. In Einzelfällen kann aber auch ein fortgeschrittenes Pankreaskorpus/Pankreasschwanzkarzinom eine Kompromittierung des Duodenums bzw. eine tumorbedingte Stenose des Querkolons hervorrufen. In solchen Fällen kann im Sinne einer nachhaltigen Palliation sowie unter dem Gesichtspunkt einer Tumormassenreduktion eine palliative Resektion erwogen werden.

Eigene Ergebnisse

Insgesamt wurden im Zeitraum zwischen Januar 1989 und Januar 2007 61 erweiterte Resektionen bei hepato-pankreatischen Karzinomen in unserer Klinik durchgeführt. Die Indikationen für die palliativen Resektionen wurde aufgrund interventionell nicht beherrschbarer Komplikationen wie Blutungen, therapierefraktärer maligner Gallengangsstenosen bzw. bei drohendem mechanischem Ileus gestellt.

Am häufigsten wurden diese Eingriffe aufgrund von Pankreaskarzinomen durchgeführt. 19 Resektionen wurden bei Pankreaskopfkarzinomen, 11 Resektionen bei Pankreaskorpuskarzinomen und 10 Resektionen bei Pankreasschwanzkarzinomen durchgeführt. Des Weiteren wurden aufgrund eines fortgeschrittenen Gallenblasenkarzinoms 13 Resektionen sowie bei periampullären Karzinomen 8 Resektionen durchgeführt. Das Durchschnittsalter der 37 männlichen und 35 weiblichen Patienten betrug 61 (31–76) Jahre. Im selben Zeitraum führten wir bei 47 Patienten aufgrund eines Pankreaskarzinoms eine explorative Laparotomie durch. Bei 6 Patienten wurde aufgrund eines fortgeschrittenen periampullären Karzinoms eine Probelaparotomie vorgenommen (Tab. 1). Eine Erweiterung des Eingriffs wurde definiert als zusätzliche Resektion oder Teilresektion mindestens eines benachbarten Organs. Die jeweiligen Erweiterungen der Eingriffe sind in Tabelle 2 aufgelistet. Die durchschnittliche Krankenhausverweildauer der 61 resezierten Patienten lag bei 27 ± 24 Tagen bei einer perioperativen Mortalität von 8%. Patienten nach explorativer Laparotomie verblieben durchschnittlich 15 ± 10 Tage in der Klinik. Tabelle 3 gibt die durchschnittliche Krankenhausverweildauer und Krankenhausmortalität der jeweiligen Patientengruppen wieder.

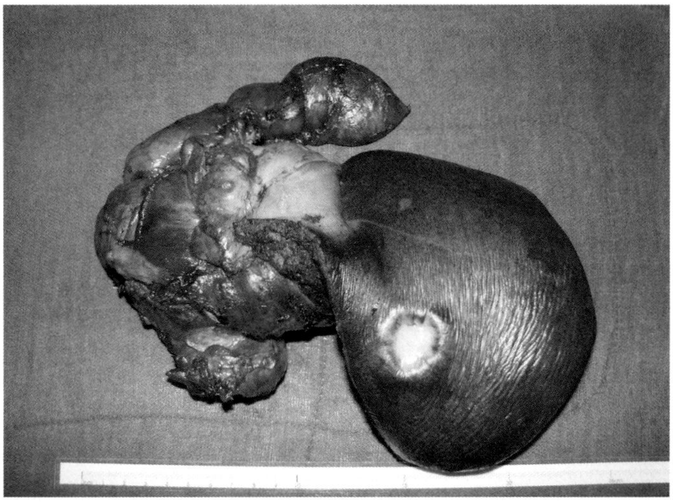

Abb. 1. Resektat nach pyloruserhaltender partieller Pankreatoduodenektomie kombiniert mit einer erweiterten Leberteilresektion rechts bei einer 57-jährigen Patientin mit fortgeschrittenem Gallenblasenkarzinom.

Pankreaskarzinom

Patienten, bei denen aufgrund eines Pankreaskopfkarzinoms eine palliative Resektion durchgeführt wurde, zeigten ein me-

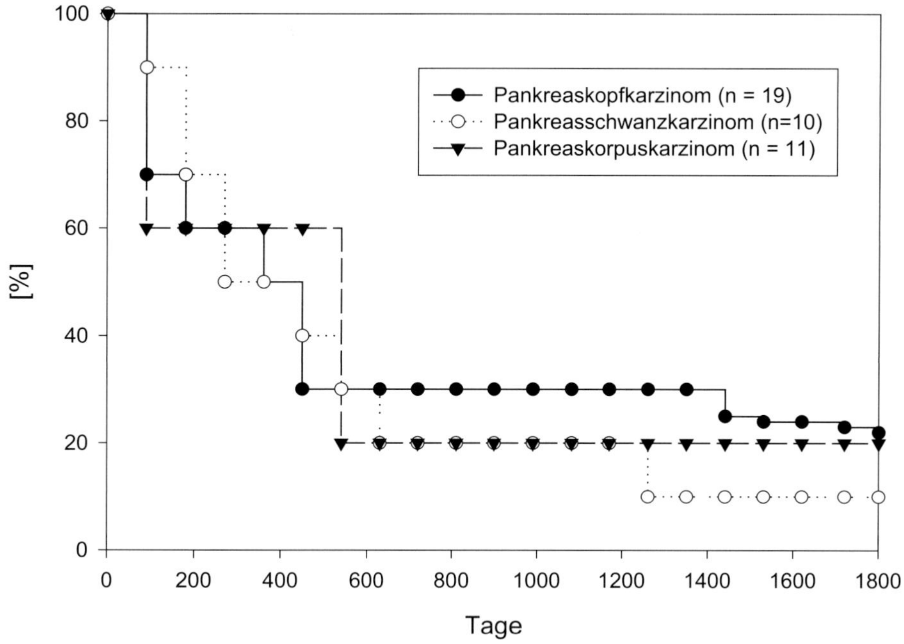

Abb. 2. Kumulatives 5-Jahres-Überleben nach radikaler palliativer Resektion bei Patienten mit Pankreaskarzinom (n = 40).

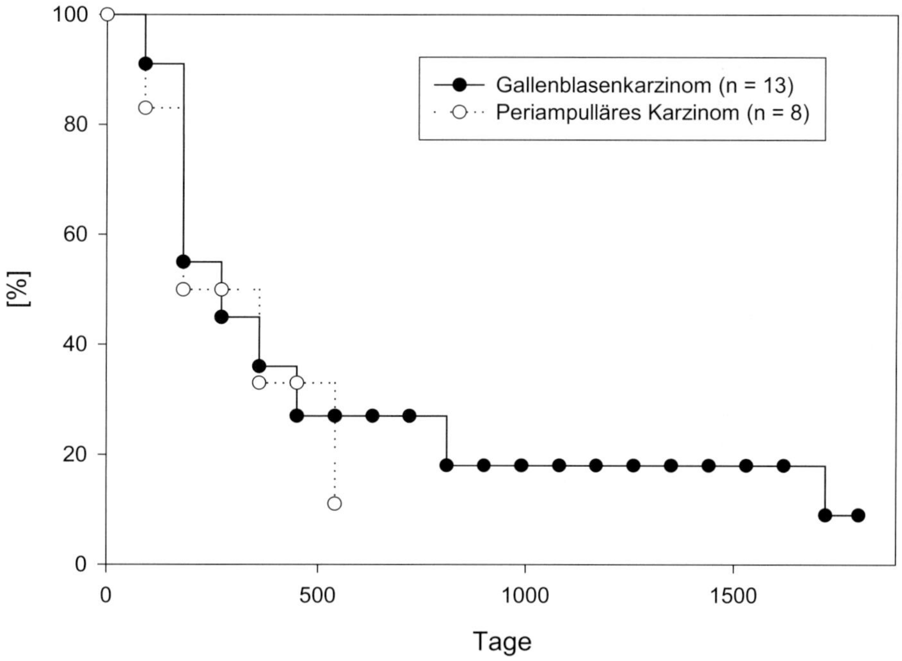

Abb. 3. Kumulatives 5-Jahres-Überleben nach radikaler palliativer Resektion bei Patienten mit fortgeschrittenem Gallenblasenkarzinom (n = 13) bzw. periampullärem Karzinom (n = 8).

dianes Überleben von 9,7 Monaten; Patienten, die aufgrund eines Pankreaskorpuskarzinom reseziert wurden, eines von 12 Monaten. Nach Resektion eines fortgeschrittenen Pankreasschwanzkarzinoms zeigte sich ein medianes Überleben von 7,5 Monaten.

Die perioperative Mortalität war mit 20% in der Gruppe der Patienten mit Pankreaskarzinom nach palliativer partieller Duodenopankreatektomie im Vergleich zu allen anderen Patientengruppen deutlich erhöht (Tab. 3).

Periampulläres Karzinom

Nach palliativer Resektion aufgrund eines periampullären Karzinoms (Karzinom der Papilla Vateri n = 5, distales Gallengangskarzinom n = 2, Duodenalkarzinom n = 1) zeigte sich eine medianes Überleben von 12 Monaten bei einer perioperativen Mortalität von 12,5% (Tab. 3).

Gallenblasenkarzinom

Von 13 Patienten mit einem fortgeschrittenen Gallenblasenkarzinom wurden 6 Patienten mit einer kombinierten Leberteilresektion plus partieller Duodenopankreatektomie palliativ chirurgisch versorgt, 4 Patienten wurden mit einer kombinierten Leberteilresektion sowie Gastrektomie versorgt. Bei 3 Patienten wurde eine kombinierte Leberteilresektion plus Hemikolektomie rechts durchgeführt. (Tab. 2). Das mediane Überleben dieser Patientengruppe lag bei 7,5 Monaten. Ein Patient verstarb perioperativ aufgrund eines septischen Multiorganversagens (Tab. 3).

Diskussion

Karzinome des hepato-pankreatischen Systems sind unter kurativer Intention nur durch eine radikalchirurgische Resektion zu therapieren. In einer Vielzahl der Fälle wird bei Diagnosestellung bereits ein fortgeschrittenes UICC-Stadium angetroffen [31]. Für diese Gruppe von Patienten stellt die palliative Chemotherapie die einzige Therapieoption dar. Dabei wird ein durchschnittliches 5-Jahres-Überleben von unter 5% bei Patienten mit Pankreaskopfkarzinom nach palliativer Chemotherapie erreicht [32]. Ohne Resektion des Primärtumors kommt es in einer Vielzahl der Fälle zu malignen Gallengangsobstruktionen bzw. Magenausgangsstenosen, welche entweder eine endoskopisch-interventionelle oder eine chirurgische Palliation notwendig werden lassen [33, 34]. Es gibt durchaus Argumente für eine Resektion auch in der palliativen Situation. Wird im Rahmen einer exzessiven Tumorresektion im Sinne einer Oberbaucheviszeration der Primärtumor erfolgreich entfernt, kann auf eine sekundäre palliative «Bypass-OP» im weiteren Verlauf häufig verzichtet werden. Die Anlage einer primären palliativen Hepatikojejunostomie bzw. Gastroenterostomie geht nicht selten ebenfalls mit Komplikationen einher, zumal diese Interventionen häufig bei Patienten mit weit fortgeschrittenem Tumorleiden mit niedrigem Karnofsky-Index durchgeführt werden [35–37]. Ein weiterer Aspekt für die Resektion als Palliation ist die damit einhergehende Tumormassenreduktion. Huguier et al. [38] identifizierten bei Patienten mit fortgeschrittenem Pankreaskarzinom nach palliativer Resektion Tumorgröße und Infiltration in benachbarte Organe als signifikante prädiktive Marker hinsichtlich des Langzeitüberlebens. Vergleicht man nun die Ergebnisse nach Resektion beim fortgeschrittenen Pankreaskarzinom mit den Ergebnissen nach explorativer Laparotomie, zeigen sich hinsichtlich des medianen Überlebens beim Pankreaskorpuskarzinom deutliche Unterschiede zugunsten der Resektion. Weder beim Pankreaskopfkarzinom noch beim Pankreasschwanzkarzinom konnte in der hier vorliegenden Serie ein Überlebensvorteil nach Resektion gezeigt werden. Aufgrund der hohen perioperativen Mortalität nach Pankreaskopfresektion sollte die Indikation für eine exzessive Resektion sehr zurückhaltend gestellt werden.
Hinsichtlich fortgeschrittener periampullärer Karzinome zeigte sich ebenfalls kein Überlebensvorteil nach palliativer Resektion. Aufgrund der mit fortgeschrittenen periampullären Karzinomen häufig einhergehenden Duodenalobstruktion sollte dennoch in Einzellfällen über eine primäre Resektion im Sinne einer nachhaltigen Palliation nachgedacht werden.
Das 5-Jahres-Überleben beim Gallenblasenkarzinom im fortgeschrittenen Stadium (UICC IVB) wird mit etwa 3% angegeben [4, 39]. Die Ergebnisse nach radikaler palliativer Resektion der hier untersuchten Kohorte zeigen ein 5-Jahres-Überleben von 9% bei einer perioperativen Mortalität von 8%. Das Wachstumsmuster des fortgeschrittenen Gallenblasenkarzinoms mit Infiltration des Ligamentum hepatoduodenale lässt häufig die spätere Anlage einer palliativen biliodigestiven Anastomose technisch nicht zu. Diese Patienten sollten primär hinsichtlich einer exzessiven Resektion im Sinne einer partiellen Duodenopankreatektomie, gegebenenfalls in Kombination mit einer Leberteilresektion, evaluiert werden. Entscheidend für die Indikationsstellung sollte dabei der Allgemeinzustand und das Alter des Patienten sein.
Unsere Erfahrungen mit der palliativen Resektion von fortgeschrittenen hepato-pankreatischen Karzinomen zeigt einen deutlichen Überlebensvorteil lediglich bei Patienten, die aufgrund eines Pankreaskorpuskarzinoms reseziert wurden. Die partielle Duodenopankreatektomie mit kombinierter Leberteilresektion ist mit einer hohen perioperativen Mortalität verbunden und ist daher nicht als Standardeingriff anzusehen. In Einzelfällen kann aber die Indikation für einen solchen Eingriff gestellt werden, um eine nachhaltige Palliation zu erreichen, insbesondere da ein Teil der Patienten über 5 Jahre nach Operation noch lebt. Besonders junge Patienten mit fortgeschrittenem Gallenblasenkarzinom ohne Komorbidität können von exzessiven palliativen Resektionen profitieren. Inwiefern sich diese Form der aggressiven Palliation positiv auf die Lebensqualität auswirkt, ist noch nicht hinreichend untersucht und muss in weiteren Studien evaluiert werden.

Literatur

1 Yeo CJ, Cameron JL, Sohn TA, et al: Six hundred fifty consecutive pancreaticoduodenectomies in the 1990s: pathology, complications, and outcomes. Ann Surg 1997;226(3):248–57;discussion 257–60.
2 Hu RH, Lee PH, Yu SC, et al: Surgical resection for recurrent hepatocellular carcinoma: prognosis and analysis of risk factors. Surgery 1996;120(1): 23–9.
3 Ochiai T, Sonoyama T, Kikuchi S, et al: Results of repeated hepatectomy for recurrent hepatocellular carcinoma. Hepatogastroenterology 2007;54(75): 858–61.
4 Kayahara M, Nagakawa T: Recent trends of gallbladder cancer in Japan: an analysis of 4770 patients. Cancer 2007;110(3):572–80.
5 Clary B, Jarnigan W, Pitt H, et al: Hilar cholangiocarcinoma. J Gastrointest Surg 2004;8(3):298–302.
6 Molinari M, Helton WS, Espat NJ: Palliative strategies for locally advanced unresectable and metastatic pancreatic cancer. Surg Clin North Am 2001; 81(3):651–66.
7 Guglielminetti D, Burgini M, Gaddoni G, et al: Palliative surgery in nonresectable pancreatic carcinoma (in Italian). G Chir 1994;15(10):439–42.
8 Klempa I, Arnold W: Palliative chirurgische und endoskopische Therapie maligner Gallenwegsverschlüsse. Chirurg 1994;65(10):836–48.

9 Le Borgne J, Partensky C, Glemain P, et al : Pancreaticoduodenectomy for metastatic ampullary and pancreatic tumors. Hepatogastroenterology 2000;47(32):540–4.
10 Birkmeyer JD, Stukel TA, Siewers AE, et al: Surgeon volume and operative mortality in the United States. N Engl J Med 2003;349(22):2117–27.
11 Schoniger-Hekele M, Muller C, Kutilek M, et al: Hepatocellular carcinoma in Central Europe: prognostic features and survival. Gut 2001;48(1):103–9.
12 Vauthey JN, Ribero D, Abdalla EK, et al: Outcomes of liver transplantation in 490 patients with hepatocellular carcinoma: validation of a uniform staging after surgical treatment. J Am Coll Surg 2007;204(5):1016–27;discussion 1027–8.
13 Yamamoto J, Kosuge T, Saiura A, et al: Effectiveness of hepatic resection for early-stage hepatocellular carcinoma in cirrhotic patients: subgroup analysis according to Milan criteria. Jpn J Clin Oncol 2007;37(4):287–95.
14 Chu KM, Lai EC, Al-Hadeedi S, et al: Intrahepatic cholangiocarcinoma. World J Surg 1997;21(3): 301–5;discussion 305–6.
15 Nakeeb A PH, Sohn TA, et al: Cholangiocarcinoma: a spectrum of intrahepatic, perihilar, and distal tumors. Ann Surg 1996;224(4):463–73;discussion 473–5.
16 Weimann A, Varnholt H, Schlitt HJ, et al: Retrospective analysis of prognostic factors after liver resection and transplantation for cholangiocellular carcinoma. Br J Surg 2000;87(9):1182–7.
17 Lang H, Sotiropoulos GC, Fruhauf NR, et al: Extended hepatectomy for intrahepatic cholangiocellular carcinoma (ICC): when is it worthwhile? Single center experience with 27 resections in 50 patients over a 5-year period. Ann Surg 2005; 241(1):134–43.
18 Shimada H, Niimoto S, Matsuba A, et al: The infiltration of bile duct carcinoma along the bile duct wall. Int Surg 1988;73(2):87–90.
19 Sakamoto E, Nimura Y, Hayakawa N, et al : The pattern of infiltration at the proximal border of hilar bile duct carcinoma: a histologic analysis of 62 resected cases. Ann Surg 1998;227(3):405–11.
20 Neuhaus P, Blumhardt G: Extended bile duct resection – a new oncological approach to the treatment of central bile duct carcinomas? Description of method and early results. Langenbecks Arch Chir 1994;379(2):123–8.
21 Baton O, Azoulay D, Adam DV, Castaing D: Major hepatectomy for hilar cholangiocarcinoma type 3 and 4: prognostic factors and longterm outcomes. J Am Coll Surg 2007;204(2):250–60.
22 Yagi H, Shimazu M, Kawachi S, et al: Retrospective analysis of outcome in 63 gallbladder carcinoma patients after radical resection. J Hepatobiliary Pancreat Surg 2006;13(6):530–6.
23 Shih SP, Schulick RD, Cameron JL, et al: Gallbladder cancer: the role of laparoscopy and radical resection. Ann Surg 2007;245(6):893–901.
24 Nakeeb A, Tran KQ, Black MJ, et al: Improved survival in resected biliary malignancies. Surgery 2002;132(4):555–63;discission 563–4.
25 Dixon E, Vollmer CM Jr, Sahajpal A, et al : An aggressive surgical approach leads to improved survival in patients with gallbladder cancer: a 12-year study at a North American Center. Ann Surg 2005; 241(3):385–94.
26 Fong Y, Jarnagin W, Blumgart LH: Gallbladder cancer: comparison of patients presenting initially for definitive operation with those presenting after prior noncurative intervention. Ann Surg 2000; 232(4):557–69.
27 Takao S, Shinchi H, Uchikura K, et al: Liver metastases after curative resection in patients with distal bile duct cancer. Br J Surg 1999;86(3):327–31.
28 Connolly MM, Dawson PJ, Michelassi F, et al: Survival in 1001 patients with carcinoma of the pancreas. Ann Surg 1987;206(3):366–73.
29 Johnson CD, Schwall G, Flechtenmacher J, Trede M: Resection for adenocarcinoma of the body and tail of the pancreas. Br J Surg 1993;80(9):1177–9.
30 Tran KT, Smeenk HG, van Eijck CH, et al: Pylorus preserving pancreaticoduodenectomy versus standard Whipple procedure: a prospective, randomized, multicenter analysis of 170 patients with pancreatic and periampullary tumors. Ann Surg 2004; 240(5):738–45.
31 Rosewicz S, Wiedenmann B: Pancreatic carcinoma. Lancet 1997;349(9050):485–9.
32 Böhmig M, Rosewicz S: Pancreatic carcinoma. Z Gastroenterol 2004;42((3)):261–8.
33 Bakkevold KE, Kambestad B: Long-term survival following radical and palliative treatment of patients with carcinoma of the pancreas and papilla of Vater – the prognostic factors influencing the long-term results. A prospective multicentre study. Eur J Surg Oncol 1993;19(2):147–61.
34 Bakkevold KE, Kambestad B: Morbidity and mortality after radical and palliative pancreatic cancer surgery. Risk factors influencing the short-term results. Ann Surg 1993;217(4):356–68.
35 Watanapa P, Williamson RC: Surgical palliation for pancreatic cancer: developments during the past two decades. Br J Surg 1992;79(1):8–20.
36 van Wagensveld BA, Coene PP, van Gulik TM, et al: Outcome of palliative biliary and gastric bypass surgery for pancreatic head carcinoma in 126 patients. Br J Surg 1997;84(10):1402–6.
37 Lesurtel M, Dehni N, Tiret E, et al: Palliative surgery for unresectable pancreatic and periampullary cancer: a reappraisal. J Gastrointest Surg 2006;10(2):286–91.
38 Huguier M, Baumel H, Manderscheid JC: Cancer of the exocrine pancreas. A plea for resection. Hepatogastroenterology 1996;43(9):721–9.
39 Misra S, Chaturvedi A, Misra NC, Sharma ID: Carcinoma of the gallbladder. Lancet Oncol 2003; 4(3):167–76.

Chirurgische Gastroenterologie interdisziplinär

Interdisziplinäres Gespräch · Interdisciplinary Discussion

Chir Gastroenterol 2007;23:374–377
DOI: 10.1159/000109412

Online publiziert: 21. November 2007

Exzessive Palliativchirurgie

Gesprächsleiter: Pompiliu Piso (Regensburg)

Teilnehmer: Markus M. Heiss (Köln-Merheim) Alfred Königsrainer (Tübingen) Stefan Kubicka (Hannover) Hans-Joachim Schmoll (Halle/Saale) Arved Weimann (Leipzig)

Einleitung

Trotz der enormen Fortschritte in Diagnostik und Therapie maligner Erkrankungen und der Verbesserung der Krebsfrüherkennung sind viele gastrointestinale Karzinome bereits zum Zeitpunkt der Diagnosestellung aufgrund lokaler Infiltration oder Fernmetastasen nicht mehr kurativ therapierbar. In diesen Fällen greifen zahlreiche, meist interdisziplinäre palliative Therapiekonzepte. Ebenso wie in der kurativen Tumortherapie ist die Chirurgie bei vielen Tumorentitäten auch in der Palliativmedizin wichtiger Bestandteil einer multimodalen Behandlungsstrategie.

Für palliative Eingriffe steht ein sich stetig erweiterndes Spektrum chirurgischer Techniken zur Verfügung. Dieses schließt laparoskopische, endoskopische, perkutane und offene Operationsverfahren ein. Entscheidend für die Indikationsstellung zum Einsatz chirurgischer Verfahren bei Patienten mit beschränkter Lebenserwartung ist die Abwägung zwischen der Effektivität des Eingriffs und der peri- und intraoperativen Morbidität sowie der zu erwartenden Hospitalisierungszeit.

Inwiefern auch aggressive oder exzessive chirurgische Maßnahmen im Rahmen der palliativen Therapie vertretbar sind, bleibt ungewiss. Anhand dieses Beitrags soll, mit Hilfe von Expertenmeinungen, mehr Klarheit in diese Problematik gebracht werden. Konsultiert wurden Experten aus den Fachgebieten Chirurgie, Hämatoonkologie und Gastroenterologie, die die nachfolgend dargestellten Fragen beantwortet haben.

Frage 1: Sind exzessive leberchirurgische Eingriffe (inklusive Transplantation) unter den gegebenen modernen multimodalen onkologischen Behandlungsoptionen noch vertretbar?

Heiss: Leberchirurgische Eingriffe und die Lebertransplantation sind dann vertretbar, wenn der Patient dadurch potentiell in eine R0-Situation gebracht werden kann, was durch makroskopische Tumorfreiheit und mikroskopisch freie Absetzungsränder und Flächen sichergestellt werden kann. Dies gilt gerade in Kombination mit systemischen Behandlungsmodalitäten (Chemotherapie, Antiangiogenesehemmer, Tyrosinkinasehemmer, Immuntherapie usw.) zur Verhinderung eines Tumorrezidivs oder Tumorprogresses nach Resektion oder zur neoadjuvanten Behandlung von nicht resektablen Tumoren.

Allerdings muss bei der Lebertransplantation die auf das Tumorwachstum gegebenenfalls Einfluss nehmende Immunsuppresion vor allem bei fortgeschrittenen Tumoren bedacht und abgewogen werden.

Königsrainer: Gerade durch moderne multimodale Strategien ist die Resektionsrate an der Leber um bis zu 20% gestiegen, d.h. primär onkologisch oder funktionell inoperable Patienten kommen in den Genuss einer kurativen Resektion. Anwendung finden dabei Chemotherapie, ablative Verfahren, mehrzeitige Resektionen und die Pfortaderembolisation zur selektiven Augmentation verbleibender Lebersegmente. Die Transplantation bleibt aufgrund der begrenzten Spenderressourcen nur wenigen Patienten mit einem hepatozellulären Karzinom (HCC) (Mailand-Kriterien) und ausgesuchten Patienten mit einem cholangiozellulären Karzinom (CCC) vorbehalten. Unabhängig davon würden auch Patienten außerhalb der vereinbarten Kriterien in hohem Maße davon profitieren. Nichtneuroendokrine inoperable Lebermetastasen gelten durchweg als

KARGER
Fax +49 761 4 52 07 14
E-mail Information@Karger.de
www.karger.com

Accessible online at:
www.karger.com/cga

Prof. Dr. med. Pompiliu Piso
Klinik und Poliklinik für Chirurgie
Klinikum der Universität Regensburg
Franz-Josef-Strauss-Allee 11, 93053 Regensburg, Deutschland
Tel. +49 941 94468-09, Fax -60
E-mail pompiliu.piso@klinik.uni-regensburg.de

Kontraindikation für eine Lebertransplantation. Durch die Option der Lebendspende zwischen Erwachsenen werden wir allerdings des Öfteren bei Lebertransplantation auch mit fortgeschrittenen Tumoren konfrontiert. In diesem Zusammenhang bleibt zu klären, welches Spenderrisiko in Bezug auf den Empfänger-Benefit akzeptiert werden kann bzw. ob das Paar bereit ist, dieses Risiko zu akzeptieren. Meine persönliche Meinung dazu ist sehr differenziert, denn eine Komplikation bei einem gesunden Menschen ist in gewissem Maße trotz Zustimmung durch den Spender und Absicherung durch eine unabhängige Ethikkommission anders zu werten.

Kubicka: Gerade vor dem Hintergrund der immer besser und aktiver werdenden Chemotherapien und molekularen Therapien sind exzessive leberchirurgische Eingriffe im Rahmen von multimodalen Therapiekonzepten bei bestimmten Patienten sehr sinnvoll und nehmen sogar an Bedeutung zu! Insbesondere bei kolorektalen Leberfiliae gibt es schon klare Daten, die belegen, dass durch eine intensivierte Chemotherapie im Rahmen einer multimodalen Therapie mehr Patienten einer potentiell kurativen Resektion zugeführt werden können. Diese Patienten mit primär irresektablen Tumoren profitieren hierbei wahrscheinlich nicht nur in Form eines verbesserten mittleren Überlebens, sondern sogar in Form einer erhöhten Heilungsrate. Diesen neoadjuvanten Ansatz würde ich auch bei CCC und Klatskin-Tumoren als erfolgversprechend ansehen. Ob durch die neuen wirksamen molekularen Therapien auch die Indikation für eine Lebertransplantation (z.B. durch Sorafenib beim HCC) über die Mailand- oder SF-Kriterien ausgeweitert wird, bleibt abzuwarten.

Schmoll: Jeder chirurgische Eingriff ist lediglich eine lokale Therapie; sein Erfolg quo ad vitam ist nicht abhängig von der technischen Perfektion des Chirurgen, sondern vielmehr von der Biologie der zugrunde liegenden Erkrankung bzw. der Metastasierung. Gerade bei kolorektalen Karzinomen, aber auch bei seltenen anderen Tumorentitäten sind ungewöhnliche biologische Verläufe vorhanden mit auf ein Organ oder auf eine Region beschränkter Metastasierung – zumindest für eine erhebliche Zeitdauer. In diesen seltenen Fällen ist es durchaus möglich, auch eine ausgedehnte Metastasierung chirurgisch zu entfernen. Typischerweise sind die per se langsam wachsende Tumoren wie neuroendokrine oder endokrine Tumoren hierfür prädestiniert – aber nur so lange die Metastasierung auf eine Region für lange Zeit beschränkt bleibt und alternative (systemtherapeutische oder intraarterielle lokoregionäre) Therapieverfahren ausgeschöpft sind. Die Transplantation ist nur dann sinnvoll, wenn alle genannten Voraussetzungen vorliegen, eine chirurgische Resektion aber aus organischen bzw. technischen Gründen nicht möglich ist. Diese Indikationen sind aber Raritäten.
In diesen wenigen Fällen macht eine exzessive Leberchirurgie nur dann Sinn, wenn eine R0-Resektion technisch möglich und biologisch sinnvoll ist; dies kann z.B. bei einer sehr großen Raumforderung in der Leber, die aber nur aus einer einzigen Metastase besteht, der Fall sein.

Weimann: Die Entscheidung zu einem exzessiven leberchirurgischen Eingriff richtet sich in erster Linie nach den ausgeschöpften bzw. verbleibenden weiteren Therapieoptionen (z.B. Einschätzung der Chemosensibilität, wie bei HCC, CCC, kolorektalem Karzinom). Gerade bei Tumoren mit «relativ» günstiger Biologie, z.B. neuroendokrine Tumoren oder fibrolamelläre Variante des HCC, kann auch heute die Indikation zu einer Lebertransplantation bestehen.

Frage 2: Gibt es «Lebensqualitätskriterien», die bei der Abwägung der Indikationsstellung «exzessive Palliativchirurgie» verlässlich sind (eingesetzt werden können)?

Heiss: Als klinisch relevante Kriterien können die Möglichkeit der enteralen Nahrungsaufnahme sowie die Behandlung von chronischen Tumorschmerzen herangezogen werden. Die Verbesserung der oralen Nahrungsaufnahme durch die Resektion einer lokalisierbaren Ileus/Subileus-Problematik führt in jedem Fall zu einer Verbesserung der Lebensqualität. Die Schmerzintensität lässt sich durch einfache Scoring-Systeme erfassen und evaluieren. Im Rahmen des Eingriffs sollte allerdings eine weitgehende Tumorreduktion, unter Umständen in Kombination mit einer Radiato, erfolgen.

Königsrainer: Grundsätzlich muss dazu festgehalten werden, dass Ergebnisqualität von Patienten anders empfunden wird und sich mit dem «wissenschaftlichen Konstrukt Lebensqualität» nicht immer deckt. Entscheidungen bzw. chirurgische Indikationsstellungen in diesem Umfeld von Kriterien abhängig zu machen, ist vermutlich nicht realistisch. Vielmehr muss sich die Indikation an individuellen vorausschauenden Faktoren orientieren und dabei alle therapeutischen Optionen in Betracht ziehen.

Kubicka: Es gibt meiner Meinung nach zurzeit keine sinnvollen Kriterien der Lebensqualität, die in Studien zur exzessiven palliativen Chirurgie evaluiert wurden und die man zur Abwägung einer Indikationsstellung «exzessive Palliativchirurgie» verwenden könnte.

Schmoll: Grundsätzlich überwiegt der Lebenserhalt vor der Lebensqualität – ohne Lebenserhalt ist auch eine gute oder schlechte Lebensqualität nicht möglich. Die Grenzsituationen sind Hemipelvektomien oder komplette Pelvektomien, wobei die Einzelfallentscheidung aufgrund der speziellen individuellen Symptomatik und der Vorstellung des Patienten sowie seiner Umwelt gefällt werden muss. Radikalchirurgische Eingriffe sollten aber – außerhalb der Leber – nur dann durchgeführt werden, wenn die spezielle Biologie der Erkrankung darauf schließen lässt, dass ein lokaler Eingriff für längere oder lange Zeit zu einer Krankheitsfreiheit führt. Diese biologische Sonderkonstellation ist im Prinzip relativ leicht anhand des klinischen Verlaufs erkennbar, der Verlauf aber nicht vorhersagbar.

Weimann: Da es keine verlässlichen individuellen Lebensqualitätskriterien gibt, kann letztlich nur die vom Patienten selbst definierte Lebensqualität zugrunde gelegt werden. Eine Orientierung über die Items, die Lebensqualität bedeuten, kann über den EORTC-Fragebogen vorgenommen werden.

Frage 3: Unter welchen Voraussetzungen halten Sie eine multiviszerale R1-/R2-Resektion bei lokal fortgeschrittenem Primär- oder Rezidivtumor für gerechtfertigt?

Heiss: Die multiviszerale R1-/R2-Resektion ist dann gerechtfertigt, wenn durch den chirurgischen Eingriff im Rahmen eines multimodalen Therapiekonzepts ein Benefit für den Patienten im Sinne einer Verlängerung des Überlebens bzw. eine Verbesserung der Lebensqualität erzielt werden kann, der das operative Risiko rechtfertigt.

Königsrainer: Wenn es dadurch gelingt, den Patienten für zumindest eine begrenzte Zeit symptomfrei zu halten. Dem gegenüber gestellt werden muss dabei allerdings die therapieassoziierte Morbidität und Mortalität. Patienten empfinden therapiefreie Zeit, insbesondere bezogen auf die Chemotherapie, als Gewinn an Lebensqualität.

Kubicka: Multiviszerale R1-/R2-Resektionen sind in der Regel bei gastrointestinalen Tumoren nicht sinnvoll. Wenn ein chirurgischer Eingriff unternommen wird, sollte eine R0-Resektion angestrebt werden. Ist ein rein palliativer Eingriff notwendig (z.B. Blutung, Ileus usw.), ohne dass eine R0-Resektion möglich ist, sollte eine möglichst schonende chirurgische Strategie gewählt werden, um den Patienten nach der Operation möglichst schnell der systemischen Chemotherapie/molekularen Therapie zuführen zu können.

Schmoll: Multiviszerale Resektionen mit R1-/R2-Ergebnis sind obsolet und sollten durch kombinierte Radiochemotherapie ersetzt werden. Ist damit keine R0-Resektabilität erreichbar, sollten z.B. bei Lebermetastasen eines kolorektalen Karzinoms keine radikalchirurgischen Eingriffe vorgenommen werden, hingegen sind lokalablative Verfahren gerechtfertigt. Gleiches gilt für eine Rezidivtumorsituation. Eine Ausnahme sind ganz seltene Verläufe mit Rektumkarzinom oder -rezidiv, die unter einer kombinierten systemischen oder lokalen Strahlentherapie nicht zu beherrschen sind; liegt zusätzlich eine stabile klinische Situation außerhalb des lokalen Bereichs vor mit fehlender oder über viele Monate stabiler, gering ausgeprägter Metastasierung, kann auch ein ausgedehnter Eingriff erwogen werden. Aber dabei sollte unbedingt bedacht werden, dass eine R1- und gar R2-Resektion nicht von langfristigem Wert und Hilfe für die Patienten ist.

Weimann: Multiviszerale R1-/R2-Resektion sind bei lokal fortgeschrittenem Primär- oder Rezidivtumor da gerechtfertigt, wo sie helfen, mit großer Wahrscheinlichkeit Lebenszeit und Lebensqualität zu gewinnen. Dies gilt für Tumoren mit nicht sehr aggressivem, im mehrjährigen Verlauf gezeigtem Verhalten, gerade dann, wenn keine alternativen Therapieoptionen zur Verfügung stehen.

Frage 4: Welches Therapiekonzept steht für Sie bei einem Patienten mit Ileus aufgrund eines intraabdominell metastasierten Karzinoms ohne Heilungsoption im Vordergrund?

Heiss: Für die Festlegung des Konzepts ist in der Situation des manifesten Ileus die individuell erzielbare Lebensqualität des Patienten entscheidend. Im Falle einer lokalisierbaren tumorbedingten Stenose ist in erster Linie die Resektion bzw. bei technischer Limitation die Umgehungsanastomose oder die Ableitung über einen Anus praeter die Rationale für ein operatives Vorgehen. In der Situation der generalisierten Obstruktion von Dünn- und Dickdarm steht die konservative symptomorientierte Therapie im Vordergrund.

Königsrainer: Wiederherstellung der Passage mit der Möglichkeit der Erhaltung der enteralen Ernährung.

Kubicka: Das Therapiekonzept bei einem Patienten mit tumorbedingten Ileus hängt von der Biologie des Tumors und dem Verlauf der Erkrankung ab. Grundsätzlich sollte versucht werden, die Ileussymptome durch eine aktive Tumortherapie zu verbessern. Bei aggressiven Tumoren kommen darüber hinaus rein symptomatische Maßnahmen zur Anwendung (z.B. Protonenpumpeninhibitoren, Sandostatin), bei weniger aggressiven Tumoren kann sich zusätzlich die Indikation für einen chirurgischen palliativen Eingriff stellen.

Schmoll: Weitestgehend sollten alle Möglichkeiten der systemischen Therapie, der Lokaltherapie mit Strahlentherapie, aber auch interventionelle Maßnahmen ausgereizt werden. Operative Eingriffe sollten durchaus im Einzelfall erwogen werden, wenn mit relativ geringem Aufwand eine längere Überlebenschance mit akzeptabler Lebensqualität erreicht werden kann. Sogar bei relativ kurzer Lebenserwartung kann durch einen entlastenden chirurgischen Eingriff wie z.B. Anlage eines Anus praeter ein lebenswertes Leben erreicht werden. Dies gilt ausschließlich für Verläufe, bei denen die Hauptproblematik intraabdominell/peritoneal/viszeral besteht.

Weimann: Sofern möglich, wird die Wiederherstellung der Passage gegebenenfalls unter Anlage eines Stomas angestrebt, da die orale Nahrungszufuhr im gemeinsamen Essen für den Patienten einen nicht zu unterschätzenden psychischen Faktor in der sozialen Interaktion darstellt. Bei bekannter fortgeschrittener Peritonealkarzinose mit fixierten Darmschlingen kann zur Entlastung eine atypische kunstlose Stomaanlage, z.B. auch unter Einnähen eines großlumigen Katheters, zur Ableitung und Druckentlastung erforderlich sein. Die Ernährung erfolgt dann total parenteral.

Frage 5: Welchen Stellenwert besitzt eine Stadienklassifikation der Peritonealkarzinose für Ihre Therapieentscheidung?

Heiss: Der Stellenwert der Stadienklassifikation der Peritonealkarzinose liegt einerseits in der Prognoseabschätzung des Patienten und andererseits in der Bestimmung des Ausbreitungsgrads der Peritonealkarzinose als Grundlage zur Unterscheidung zwischen lokalisiertem Tumorbefall mit der Möglichkeit einer kompletten Resektion und generalisierter Tumoraussaat im Peritoneum. Damit geht die Stadienklassifikation wie z.B. der PCI (peritoneal carcinomatosis index) nach Sugarbaker in die Indikationsstellung zur Peritonektomie und hyperthermen Chemoperfusion (hypertherme intraperitoneale Chemotherapie; HIPEC) mit ein. Gleiches gilt für innovative Therapieansätze wie die intraperitoneale Immuntherapie mit trifunktionalen Antikörpern.

Königsrainer: Aufgrund der eingeschränkten Möglichkeiten der exakten primären Diagnostik ist die Erfassung der Ausdehnung des peritonealen Befalls durchwegs nur im Rahmen der Exploration möglich. Auch wenn ein PCI < 20 (nach Sugarbaker) mit einer besseren Prognose einhergeht, orientiert sich unsere Entscheidung an der Möglichkeit der kompletten Zytoreduktion unter Beachtung des funktionellen Ergebnisses.

Kubicka: Einen eher geringen Stellenwert. Entscheidend ist für mich die Biologie des Tumors (Ansprechen auf Chemotherapie, B-Symptome des Patienten, Wachstumsgeschwindigkeit usw.). Je besser ein Tumor auf eine systemische Therapie anspricht und je günstiger die Biologie des Tumors, um so eher sehe ich die Indikation für einen multimodalen chirurgischen Eingriff.

Schmoll: Bisher ist eine Stadienteinteilung der Peritonealkarzinose für die Therapieentscheidung aufgrund fehlender therapeutischer Standards für entsprechende Vorgehensweisen nicht im Gebrauch bzw. hilfreich, wäre aber sicherlich für die Zukunft sinnvoll. Die Etablierung eines Klassifikationssystems mittels bildgebender Verfahren wäre wünschenswert, um systemische und operative Behandlungsverfahren zukünftig besser vergleichen zu können.

Weimann: Eine Stadienklassifikation der Peritonealkarzinose wird derzeit nach intraoperativer Einschätzung des Operateurs bzw. durch Laparoskopie bzw. Bildgebung vorgenommen. Es bestehen keine eigenen Erfahrungen bezüglich der prognostischen Aussage und Verlässlichkeit vorliegender Peritonealkarzinose-Scores (z.B. Sugarbaker).

Teilnehmer

Prof. Dr. Markus M. Heiss
Klinik für Viszeral-, Gefäß- und Transplantationschirurgie
Krankenhaus Köln-Merheim der Kliniken der Stadt Köln gGmbH
Lehrstuhl Chirurgie I der Universität Witten-Herdecke
Ostmerheimer Straße 200, 51109 Köln, Deutschland
Tel. +49 221 8907-3770, Fax -8561
E-mail heissm@kliniken-koeln.de

Prof. Dr. Alfred Königsrainer
Allgemein-, Viszeral- und Transplantationschirurgie
Universitätsklinikum Tübingen
Geissweg 3, 72076 Tübingen, Deutschland
Tel. +49 7071 29-86620, Fax -5588
E-mail alfred.koenigsrainer@med.uni-tuebingen.de

Prof. Dr. Stefan Kubicka
Abteilung Gastroenterologie, Hepatologie und Endokrinologie
Medizinische Hochschule Hannover
Karl-Neuberg-Straße 1, 30625 Hannover, Deutschland
Tel. 0511/532-6760, Fax -2021
E-mail: Kubicka.Stefan@mh-hannover.de

Prof. Dr. Hans-Joachim Schmoll
Hämatologie und internistische Onkologie
Klinik und Poliklinik für Innere Medizin IV
Universitätsklinikum Halle-Wittenberg
Ernst-Grube-Straße 40, 06108 Halle, Deutschland
Tel. +49 345 55729-24, Fax -50
E-mail hans-joachim.schmoll@medizin.uni-halle.de

Prof. Dr. Arved Weimann
Klinik für Allgemeinchirurgie
Klinikum St. Georg GmbH
Deltzscher Straße 141, 04129 Leipzig, Deutschland
Tel. +49 341 90922-01, Fax -34
E-mail arved.weimann@stgeorg.de

CME Continuing Medical Education
1 CME-Punkt
KARGER

Zertifizierte Fortbildung

Diese Fortbildung ist von der Landesärztekammer Baden-Württemberg unter der Nummer 131513 mit einem Fortbildungspunkt zertifiziert.

Die Punktvergabe erfolgt bei der richtigen Beantwortung von mindestens 7 der 10 Fragen.

Einsendeschluss ist der 31. März 2008

Der Fortbildungsartikel und die Fragen sind für Abonnenten kostenlos auch unter

www.karger.com/cga

verfügbar. Nichtabonnenten erhalten ein PDF des Artikels gegen die Bezahlung der üblichen Gebühr.

Ergebnis und Zertifikat werden Ihnen nach dem 31. März 2008 übermittelt.

Den ausgefüllten Fragebogen schicken Sie bitte entweder per Post an

S. Karger Verlag GmbH
Fortbildung
Lörracher Str. 16a
79115 Freiburg

per Fax an
+49 761 452 07 14

per E-mail an
information@karger.de

Der Verlag haftet nicht für auf dem Versandweg verlorengegangene Antwortformulare.

Chirurgische Gastroenterologie Interdisziplinär

Zertifizierte medizinische Fortbildung · Continuing Medical Education

Chir Gastroenterol 2007;23:378–386
DOI 10.1159/000111068

Diagnostik und Therapie der akuten Cholezystitis

Uwe Scharlau[a] Christoph Prinz[a] Maczej Patrzyk[b] Jörn Bernhardt[a] Kaja Ludwig[a]

[a] Klinik für Chirurgie, Klinikum Südstadt Rostock,
[b] Abteilung für Allgemeine, Viszeral-, Thorax- und Gefäßchirurgie, Klinik und Poliklinik für Chirurgie, Universitätsklinikum Greifswald, Deutschland

Schlüsselwörter
Akute Cholezystitis · Laparoskopische Cholezystektomie

Zusammenfassung
Die akute Cholezystitis ist eine Entzündung der Gallenblasenwand, die durch mechanische Irritation und/oder bakterielle Besiedelung hervorgerufen wird und immer zu einer klinischen Symptomatik führt. Durch Anamneseerhebung, klinische Beurteilung und Ultraschalluntersuchung ist im Regelfall eine sofortige Diagnose möglich. Nur bei Hinzutreten von Komplikationen der akuten Cholezystitis wie z.B. der Choledocholithiasis, der biliären Pankreatitis oder der Gallenblasenperforation sind zusätzliche Untersuchungsmethoden erforderlich (Magnetresonanz-Cholangiopankreatikographie, endoskopische retrograde Cholangiographie, CT). Obgleich sowohl eine konservative als auch eine operative Initialtherapie bei unkomplizierter akuter Cholezystitis möglich ist, besteht aktuell ein starker Konsens, dass die frühelektive laparoskopische Cholezystektomie innerhalb der ersten 72 h nach Erkrankungsbeginn vorteilhaft ist. Bei lokalen Komplikationen (z.B. Gallenblasenempyem, Perforation, Peritonitis) muss die Cholezystektomie unabhängig vom Zeitpunkt umgehend erfolgen.

Key Words
Acute cholecystitis · Laparoscopic cholecystectomy

Summary
Diagnosis and Treatment of Acute Cholecystitis
Acute cholecystitis is an inflammation of the gallbladder wall caused by mechanical irritation and/or bacterial colonisation which always shows clinical symptoms. Normally an immediate diagnosis is possible by anamnesis, clinical examination and ultrasound. Additional diagnostic methods (magnetic resonance cholangiopancreatography, endoscopic retrograde cholangiography, CT) are necessary only in case of complications of acute cholecystitis such as choledocholithiasis, biliary pancreatitis or gallbladder perforation. Although in uncomplicated cholecystitis an initial non-operative as well as an operative therapy are possible, currently there is a strong consensus that early laparoscopic cholecystectomy should be done within 72 h after the onset of symptoms. Local complications (e.g. gallbladder empyema, perforation, peritonitis) demand an immediate cholecystectomy, irrespective of the time since diagnosis.

KARGER
Fax +49 761 4 52 07 14
E-mail Information@Karger.de
www.karger.com

Accessible online at:
www.karger.com/cga

Dr. med. Uwe Scharlau
Klinik für Chirurgie
Klinikum Südstadt Rostock
Südring 81, 18059 Rostock, Deutschland
Tel. +49 381 440140-00, Fax -99
E-mail uwe.scharlau@kliniksued-rostock.de

Epidemiologie

In Europa ist bei zirka 20–25% der 30- bis 70-jährigen Frauen und bei 10% der Männer eine Cholezystolithiasis feststellbar. Für Deutschland werden etwa 8–9 Mio. Gallenblasensteinträger angenommen. Durchschnittlich 15–20% der Betroffenen erleiden im Laufe ihres Lebens eine akute Cholezystitis, wobei etwa ein Drittel dieser Patienten in diesem Zusammenhang die Diagnose einer Cholezystolithiasis erstmalig erfährt. Auf der anderen Seite weisen 50–60% der Patienten ohne anamnestischen Hinweis auf eine akute Cholezystitis, die wegen symptomatischen Steinleidens cholezystektomiert wurden, chronisch entzündliche Veränderungen der Gallenblasenwand im histologischen Präparat auf. Während der Erkrankungsgipfel bei der akuten kalkulösen Cholezystitis zwischen dem 40. und dem 50. Lebensjahr liegt und Frauen häufiger als Männer betroffen sind, tritt eine akute akalkulöse Cholezystitis vermehrt um das 65. Lebensjahr auf und zeigt eine mäßige Dominanz für Männer.

Ätiologie und Pathogenese

Die akute Cholezystitis wird nahezu immer durch eine Stase der Blasengalle mit konsekutiver Stauung und intraluminaler Drucksteigerung auf die Gallenblasenwand hervorgerufen. Bei der kalkulösen Cholezystitis verursachen Steineinklemmungen am Abgang des Ductus cysticus diesen Pathomechanismus. Bei der akalkulösen Form können Operationen, Traumata, Tumoren, Polypen oder primäre Zirkulationsstörungen in Folge von Schock und Verbrennungen oder auch postpartale Störungen bei überwiegend adipösen Müttern auslösende Faktoren sein. Nicht selten ist eine akute akalkulöse Cholezystitis bei kritisch kranken Intensivstationspatienten festzustellen, bei denen aufgrund einer langfristigen parenteralen Ernährung der fehlende Kontraktionsreiz zu einer «funktionellen Obstruktion» geführt hat [1, 2].

Pathogenetisch verstärkt die zunehmende Stauung innerhalb der Gallenblase den Druck auf die Gallenblasenwand. Dadurch wird die Zirkulation in der Schleimhaut weiter minimiert, bis es zu kleinen ischämischen oder steinbedingten Mukosaläsionen kommt. Über diese Mikroläsionen gelangt die Gallenblasenwand in Kontakt mit zytotoxischen Bestandteilen der Blasengalle, wobei sich der Circulus vitiosus potenziert.

Bezüglich der sekundären bakteriellen Besiedelung der Blasengalle ist die direkte Keimaszension über den Ductus choledochus eher unwahrscheinlich. Heute wird ein entero-hepatobiliärer Kreislauf als Hauptinfektionsquelle angenommen, bei dem nicht phagozytierte Keime überwiegend aus der Kolonflora in die Galle gelangen. Mischinfektionen sind häufig, wobei *Escherichia coli*, Klebsiellen, aerobe und anaerobe Streptokokken oder *Bacteroides*-Arten zu den maßgeblichen Erregern zählen. Seltener werden Salmonellen (z.B. Dauerausscheider), Enterobakterien oder Clostridien gefunden [3]. Der zeitliche Zusammenhang zwischen Cholezystitis und bakterieller Infektion wird unterschiedlich diskutiert. Zum einen gibt es Hinweise, dass der Anteil der bakteriologisch positiven Fälle innerhalb der ersten 24 h von 63% auf zirka 50% nach 4–10 Tagen und auf 31% ab dem 11. Tag abnimmt [4]. Auf der anderen Seite fanden Hoffmann et al. [5] bis zum 3. Tag nach Erkrankungsbeginn eine zumeist sterile Blasengalle und erst ab dem 4. Tag eine zunehmende Keimbesiedelung.

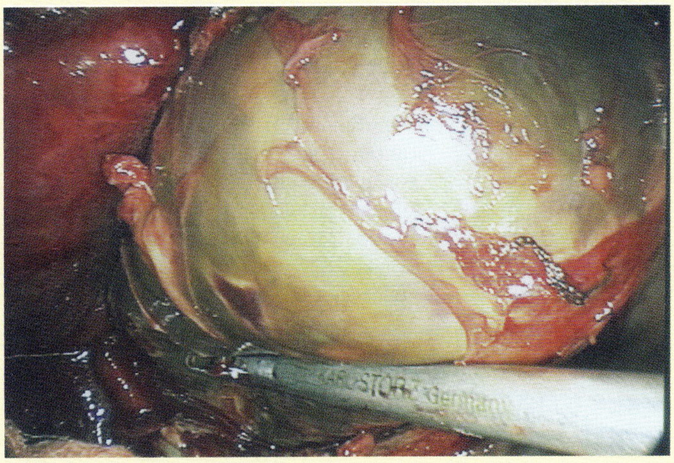

Abb. 1. Intraoperativer Befund einer akuten Cholezystitis.

Im weiteren Verlauf der Cholezystitis kommt es zu einem mehr oder minder ausgedehnten Fortschreiten der Veränderungen, wobei das gesamte Spektrum typischer Entzündungsstadien von der katarrhalischen bis hin zur gangräneszierenden oder nekrotisierenden Form durchlaufen werden kann (Tab. 1, Abb. 1). Zeitlicher Verlauf, Schweregrad und Endpunkt der Infektion unterliegen multifaktoriellen Einflüssen (z.B. Ausmaß der Wandläsion, Ulzeration, Virulenz der Erreger) und sind prognostisch nicht vorhersehbar. Daten aus der Literatur weisen darauf hin, dass es innerhalb der ersten 96 h nach Erkrankungsbeginn entweder zu einer einsetzenden Restitution kommt oder bis zu diesem Zeitpunkt mit einer Wandnekrose gerechnet werden muss [6, 7]. Übersteigt der intraluminale Druck die Gewebefestigkeit der geschädigten Gallenblasenwand, kommt es bei zirka 2–10% der Patienten zu einer Perforation (Tab. 2) [8].

Klinik

Leitsymptom der akuten Cholezystitis ist der rechtsseitige Oberbauchschmerz. In zirka 30–40% der Fälle erweist sich die wandverdickte Gallenblase bei tiefer Inspiration für den Patienten als schmerzhaft palpabel (Murphy-Zeichen). Mitunter lässt sich ein begleitender Hydrops bis in den rechten Mittel- und Unterbauch tasten. Im Gegensatz zu einer typischen Gallenkolik (biliärer Schmerz) ist der Schmerzcharakter eher anhaltend und dauert länger als 6 h [9]. Ausstrahlende Schmer-

Tab. 1. Pathomorphologische Formen der akuten Cholezystitis

Entzündungsform	Charakteristik
Sero-purulente Form	Gallenblasenwand verdickt und graurot verfärbt (Hyperämie), seröses intramurales Exsudat mit überwiegend subseröser Anreicherung (Lamellierung im Ultraschall), Infiltration mit Granulozyten im überwiegend submukösen Bereich, Mukosaerosionen, beginnende Fibrinpräzipitation
Phlegmonöse Form	zunehmende Wandverbreiterung, leukozytäre Infiltration aller Wandschichten, Mukosadesquamation mit firbrino-purulenten Exsudatmassen, Entstehung intramuraler Mikroabszesse, zunehmende purulente Exsudation in das Gallenblasenlumen
Ulzero-nekrotisierende Form	leukozytäre Infiltration der Wandschichten mit Nekrosen, Ulzerationen der Mukosa, eitrige murale Einschmelzungen mit Ausbildung von Pseudomembranen und begleitenden Hämorrhagien
Sonderformen	
Akut entzündlicher Hydrops	selten, geringe Wandveränderungen, entfärbte Blasengalle, Hypersekretion der Mukosa
Emphysematöse Form	6. bis 7. Lebensjahrzehnt, Männer dominieren, schwere ulzero-nekrotisierende Form mit Gasbildung durch zumeist koliforme Keime oder Clostridien, eventuell hämolysierende Streptokokken, Proteus oder Aerobacter, Perforationsrisiko >20%, Gangrän >70%

Tab. 2. Komplikationsspektrum der akuten Cholezystitis

Komplikation	Häufigkeit
Gallenblasenempyem	5–32%, Risikofaktor Diabetes mellitus
Gallenblasengangrän	2–6%
Gallenblasenperforation	2(–10)%, Letalität: 8–14%
Subhepatisch	41–58%, subhepatischer Abszess
In das Leberparenchym	14–23%, Leberabszess
In den Gastrointestinaltrakt	15–20%, bilio-enterische Fistel
In die freie Bauchhöhle	1,6–3%, Peritonitis, Letalität bis 35%
Bilio-enterische Fisteln	
Cholezystoduodenal	70–75%
Cholezystokolisch	15%
Cholezystogastral	5%
Gallensteinileus	0,4–0,8%, Bedingung bilio-enterische Fistel
Begleitpankreatitis	1,5–4%
Pylephlebitis	selten
Hämobilie	äußerst selten
Pulmonale Gallenembolie	Rarität

zen in die rechte Schulterregion (Head-Zone) bzw. paravertebral rechts in Höhe Th 10–12 (Boas-Zeichen) werden von den Betroffenen gelegentlich angegeben. Im Verlauf der weiteren Entzündung entwickeln 15–45% der Patienten febrile Temperaturen und klagen häufig über Appetitlosigkeit, Übelkeit und Erbrechen. Begleitend weisen 10–20% der Erkrankten einen milden Ikterus auf [10, 11]. Im Allgemeinen korreliert der Schweregrad der Symptomatik mit dem Lokalbefund. Insbesondere bei älteren Patienten, Diabetikern und Patienten unter antiinflammatorischer bzw. immunsuppressiver Therapie können diese Symptome allerdings häufig kaschiert werden [6, 7]. Ebenso ist das Auftreten einer akuten akalkulösen Cholezystitis bei intensivpflichtigen oder multimorbiden «High-risk»-Patienten leicht zu verkennen [12]. Diese Hypothek wiegt besonders schwer, da die Komplikationsrate der steinfreien Cholezystitis mit 40–60% wesentlich höher ist als die der kalkulösen Cholezystitis (zirka 15–24%).

Diagnostik

Die Diagnose einer akuten Cholezystitis lässt sich in der Zusammenschau von Anamnese, klinischer Inspektion, Laboranalytik und Abdomen-Sonographie sichern. Während klinische Symptomatik und Anamese die differentialdiagnostische Suche rasch eingrenzen, weisen eine Leukozytose und ein erhöhtes C-reaktives Protein die aktive Entzündung nach. Begleitend können Transaminasen, alkalische Phosphatase, Bilirubin und Amylase im Serum ansteigen. In Kombination mit den klinischen Befunden stellt die Abdomen-Sonographie die Methode der Wahl zum Ausschluss oder Nachweis einer akuten Cholezystitis dar [9]. In der Literatur wird die Sensitivität bzw. Spezifität der Sonographie bezüglich des Nachweises einer akuten Cholezystitis mit bis zu 94 bzw. 78% angegeben [13–15]. Die isolierte sonographische Darstellung einer Gallenblasenwandverdickung (>4 mm) ist hierbei nicht beweisend, da diese auch bei Hepatitis, portaler Hypertension, Hypoproteinämie, Rechtsherzinsuffizienz und Polyserositis auftreten kann [16, 17]. Vielmehr deutet eine in der Sonographie verdickte, lamellierte Gallenblasenwand mit pericholezystisch reflexarmen Zonen auf die akute Cholezystitis hin. Lufteinschlüsse (Aerobilie) im Gallenblasenlumen sind ein Hinweis auf ein Gallenblasenempyem, eine emphysematöse Cholezystitis oder, unter gewissen Voraussetzungen, auf das Vorliegen einer bilio-enterischen Fistel. Als problematisch kann sich in Einzelfällen die sonographische Beurteilung von Komplikationen der akuten Cholezystitis (z.B. Perforation, Fistel, Begleitpankreatitis) erweisen. Hier sollte eine kontrastmittelverstärkte Abdomen-CT das Repertoire vervollständigen. Während sich für die akute Cholangitis eine hohe Koinzidenz mit einer gleichzeitigen Choledocholithiasis ergibt, lässt sich dieser Zusammenhang bei der akuten Cholezystitis nicht sicher belegen. Dennoch ist bei einem Erkrankungsgipfel im 5. und 6. Lebensjahrzehnt mit begleitenden Gallengangssteinen bei bis zu 30% der Patienten zu rechnen (vs. 8–15% bei bis zu 50-Jährigen). Demzufolge sollte in der präoperativen Diagnostik

Tab. 3. Kriterien für eine simultane Choledocholithiasis [9, 39]

Hohe Wahrscheinlichkeit einer simultanen Choledocholithiasis
1. Sonographisch erweiterter Gallengang (>7–10 mm) + Hyperbilirubinämie + erhöhte γ-GT / ALAT
2. Gallengang >10 mm + Gallenblasensteine
3. Direkter sonografischer Steinnachweis im Gallengang
Mäßige Wahrscheinlichkeit einer simultanen Choledocholithiasis
Keine hohe oder niedrige Wahrscheinlichkeit
Niedrige Wahrscheinlichkeit einer simultanen Choledocholithiasis
1. Gallengang normal weit
2. Cholestaseparameter normwertig

gezielt nach einer Choledocholithiasis gefahndet werden (Tab. 3). Ergibt sich anamnestisch, laborchemisch und vor allem sonographisch eine hohe Wahrscheinlichkeit, wird von über 85% der deutschen Chirurgen die Durchführung einer endoskopische retrograde Cholangiographie mit Steinextraktion vor Cholezystektomie empfohlen [18, 19]. Dieser Umstand findet in der aktuellen S3-Leitlinie [9] Berücksichtigung. Hier wird festgestellt, dass bei gleichzeitigem Vorliegen einer Cholezystolithiasis und einer Choledocholithiasis ein therapeutisches Splitting zu empfehlen ist, wobei Zentren mit einer hohen Expertise (zweistellige Behandlungszahlen pro Jahr) auch eine laparoskopische Choledochusrevision (transzystische Gangrevision / laparoskopische Choledochotomie) im Rahmen der laparoskopischen Cholezystektomie vornehmen können [9]. Diese Festlegung gründet sich auf aktuelle Meta-Analysen, in der die Komplikationsraten für das endoskopische Verfahren (13–19%) und die laparoskopische Gangsanierung (16–18%) gleich hoch waren [20, 21].

Therapie

Grundsätzlich kann die unkomplizierte akuten Cholezystitis konservativ oder operativ behandelt werden, während die komplizierte akute Cholezystitis nahezu ausschließlich einer operativen Therapie bedarf.

Die konservative Behandlung umfasst eine Nahrungskarenz, eine ausreichende parenterale Flüssigkeitssubstitution, eine suffiziente Analgesie und eine antibiotische Therapie. Die verwendeten Antibiotika sollten das maßgebliche Erregerspektrum von Gallenwegsinfektionen abdecken und neben einer ausreichenden Blut- und Gewebekonzentration auch wirksame Konzentrationen in der Galle erreichen, auch wenn eine Cholestase vorliegt. Geeignet sind in diesem Zusammenhang gallengängige Cephalosporine, Breitspektrum-Penicilline oder Chinolone.

Allerdings hat sich gezeigt, dass nach alleiniger konservativer Therapie 30–50% der Betroffenen ein erneutes Cholezystitisrezidiv erleiden und die Rate der Gesamtkomplikationen auf 25–65% ansteigt. Daraus leitet sich die Forderung nach einer möglichst frühen operativen Sanierung des Entzündungsherds ab. Es stehen prinzipiell drei Verfahren zur Verfügung:

- konventionelle Cholezystektomie,
- laparoskopische Cholezystektomie,
- perkutane (ultraschallgestützte) Cholezystostomie.

In diesem Zusammenhang standen lange zwei Fragen im Mittelpunkt der Diskussion:

1) Wann sollte operiert werden?
2) Wie sollte operiert werden?

Die aktuelle S3-Leitlinie der Deutschen Gesellschaft für Verdauungs- und Stoffwechselkrankheiten und der Deutschen Gesellschaft für Viszeralchirurgie beantwortet im Konsens beide Fragen auf der Grundlage eines systematischen Reviews und der Meta-Analyse randomisierter, kontrollierter Studien wie folgt: «Die akute Cholezystitis ist eine Indikation zur frühelektiven laparoskopischen Cholezystektomie (möglichst innerhalb von 72 Stunden nach Diagnosestellung)» [9].

Operationszeitpunkt

Innerhalb der ersten 72 h nach Erkrankungsbeginn weist die primäre Cholezystektomie die besten Behandlungsergebnisse mit der geringsten Gesamtkomplikationsrate auf (Tab. 4). Einige Autoren geben auch eine 96-Stunden-Grenze an, wobei dann bereits mit vermehrt komplizierten Operationsbefunden gerechnet werden muss [6, 22].

Intraoperative Komplikationen sind bei Cholezystektomie wegen akuter Cholezystitis mit 7,5–21% gegenüber einer Cholezystektomie wegen symptomatischen Steinleidens (2–6,2%) in einem höheren Prozentsatz zu erwarten, erreichen jedoch nicht das Niveau, das bei einer alleinigen konservativen Therapie bzw. einer aufgeschobenen Cholezystektomie ab dem 5. Tag nach Erkrankungsbeginn (13–46%) zu beobachten ist [23, 24]. Wenn eine Frühoperation innerhalb des 1. bis 5. Tages aus medizinischen Gründen nicht möglich ist (späte Diagnosestellung, hohes Operationsrisiko), sollte bei Abwesenheit lokaler Komplikationen zunächst die konservative Therapie durchgeführt werden und eine laparoskopische Intervallcholezystektomie im Abstand von 6 Wochen erfolgen [9].

Bei lokalen Komplikationen (z.B. Gallenblasenempyem, Perforation, Peritonitis) muss die Cholezystektomie unabhängig vom Zeitpunkt sofort durchgeführt werden. Darüber hinaus sollte die Indikation zur Operation bei Patienten mit antiinflammatorischer oder immunsuppessiver Therapie und bei Diabetikern eher großzügig und zeitpunktunabhängig gestellt werden. Besondere Aufmerksamkeit verdient das Auftreten der akuten Cholezystitis in der Schwangerschaft, da 40% der Patientinnen trotz konservativer Therapie ein Rezidiv noch in der Schwangerschaft erleiden [25]. Während im 1. bis 2. Trimenon die laparoskopische Cholezystektomie fast immer gut durchführbar ist, sollte im 3. Trimenon die Indikation zur Operation wegen der Gefahr der Auslösung vorzeitiger Wehen eher eng gestellt werden [9]. Die fetale Sterblichkeit der laparoskopischen Cholezystektomie wird mit 4% angegeben [26].

Tab. 4. Morbidität und Letalität nach Cholezystektomie wegen akuter Cholezystitis in Abhängigkeit vom Operationszeitpunkt

Autor/Jahr	n	Mittleres Alter, Jahre	Morbidität, %	Letalität, %
Konventionelle Cholezystektomie				
Järvinen und Hästbacka, 1978 [40]				
Innerhalb 7 Tagen	80	57,8	13,8	0
Nach dem 7. Tag	75	56,7	31,3	1,3
Sianesi et al., 1984 [7]				
Innerhalb (48) 72 h	81	59,6	4,1	0
8.–28. Tages	119	54,8	20,1	2,5
Nach 8 Wochen	201	47,6	11,9	0,9
Laparoskopische Cholezystektomie				
Koo und Thirlby, 1996 [23]		51,0		
Innerhalb 72 h	16		31,0 0	
Ab dem 4. Tag	44		15,9 0	
Lai et al., 1998 [36]				
Innerhalb 24 (96) h	53	55,8	9,0	0
Nach 6–8 Wochen	51	56,1	8,0[a]	0
Lo et al., 1998 [32]				
Innerhalb 72 h	45	59,0	13,0	0
Nach 6–8 Wochen	41	61,0	29,0[b]	0

[a]Zusätzlich 15,7% Rezidiv oder Komplikation vor Ablauf 6 Wochen, jeweils dringende Cholezystektomie.
[b]Zusätzlich 36,6% Rezidiv oder Komplikation vor Ablauf 6 Wochen, davon 21,9% dringende Cholezystektomie.

Operationstechnik
Die laparoskopische Cholezystektomie hat sich in den letzten Jahren weltweit zur Standardtherapie der symptomatischen Cholezystolithiasis entwickelt [9]. So beträgt der Anteil laparoskopisch begonnener Cholezystektomien derzeit >93% bei einer Konversionsrate zur konventionellen Cholezystektomie von 4–7% [27]. Die methodische Komplikationsrate ist mit 3–5% niedrig. In Deutschland betrug der Anteil von Gallengangsverletzungen bei laparoskopisch begonnener Cholezystektomie im Jahr 2005 lediglich 0,14% [28]. Inzwischen konnten eine Reihe prospektiv randomisierter Studien sowie eine aktuelle Meta-Analyse zeigen, dass die laparoskopische Cholezystektomie innerhalb von 72 h nach Erkrankungsbeginn einer akuten Cholezystitis mit einer vergleichbar niedrigen methodischen Morbidität belastet ist (Tab. 5) [29]. Insbesondere lokale Infektionskomplikationen sind nach laparoskopischer Cholezystektomie wegen akuter Cholezystitis deutlich seltener zu erwarten als nach konventioneller Operation [11, 30].

Flankierend ist bei Operation einer akuten Cholezystitis eine perioperative Antibiotikagabe zu empfehlen. Lippert und Gastinger [31] konnten diesen Vorteil in einer großen, multizentrischen Qualitätssicherungsstudie bei Einsatz von Cephalosporinen der 2. Generation belegen, wobei nicht nur die Rate lokaler Komplikationen minimiert wurde, sondern auch die Gesamtmorbidität reduziert war.

Kontrovers wird die Notwendigkeit einer Wunddrainage nach Cholezystektomie in der Literatur diskutiert. Unstrittig ist die Notwendigkeit einer Wundableitung beim Vorliegen einer Gallenblasenperforation, einer gangräneszierenden, nekrotisierenden Cholezystitis bzw. eines Gallenblasenempyems. Für die Routineapplikation einer Wunddrainage sprechen bei Frühoperationen wegen akuter Cholezystitis drei wesentliche Argumente: Erstens ist das Risiko einer lokalen Infektion im ehemaligen Gallenblasenlager durch eine 40–60%ige bakterielle Besiedelung der Gallenblase zum Operationszeitpunkt vier- bis fünfmal höher [6, 32]. Zweitens sind Minor-Galleleckagen bei Cholezystektomie wegen akuter Cholezystitis gegenüber einer Elektivoperation wegen symptomatischen Steinleidens öfter zu erwarten (6,4 vs. 1,1% [33]). Drittens muss bei Operationen wegen akuter Cholezystitis gegenüber Elektiveingriffen in 15–32% der Fälle mit lokalen, Abszess disponierenden Hämatomen gerechnet werden [24, 34, 35]. Ebenso empfiehlt sich bei laparoskopischer Cholezystektomie wegen akuter Cholezystitis die Bergung der Gallenblase im (äußerlich nicht kontaminierten!) Bergebeutel über eine ausreichend weite Inzision, um das Auftreten möglicher Wundinfektionen zu minimieren.

Einen Sonderfall stellt das gleichzeitige Vorliegen einer akuten, steinbedingten Cholangitis dar. Diese ist so rasch wie möglich, gegebenenfalls auch notfallmäßig, durch die endoskopische Steinentfernung und eine begleitende Antibiose zu behandeln [9]. Im Vergleich mit endoskopischen Maßnahmen ist die chirurgische Intervention durch eine deutlich höhere Morbidität (66 vs. 34%) und Letalität (32 vs. 10%) in der Akutsituation belastet und stellt heute nur noch eine Indika-

Tab. 5. Randomisierte, kontrollierte Studien zur früh- vs. spätelektiven laparoskopischen Cholezystektomie wegen akuter Cholezystitis [9]

Studie	Operation	n	Letalität, %	Komplikationen, %	Operationsdauer, min	Konversionsrate, %	Hospitalisierung, Tage	Gallengangsläsion, %
Lai et al., 1998 [36]	Früh	53	0	9,4	123	20,8	7,6	0
	Spät	51	0	6,5	107	23,9	11,6	0
Lo et al., 1998 [32]	Früh	49	0	13,3	135	10,4	6,0	0
	Spät	50	0	29,3	105	20,0	11,0	2,2
Johansson et al., 2003 [41]	Früh	74	0	17,6	98	31,1	5,0	0
	Spät	71	0	10,1*	100	29,0	8,0	1,5
Kolla et al., 2004 [42]	Früh	20	0	20,0	104	25,0	4,1	5,0
	Spät	20	0	15,0	93	25,0	10,1	0

*Zusätzlich 26% Rezidiv oder Komplikation vor Ablauf 6–8 Wochen.

tion bei ausbleibendem endoskopisch-interventionellem Therapieerfolg (nasobiliäre Sonden, perkutane transhepatische Cholangiodrainage) dar [36].

In den letzten Jahren wurde für «High-risk»-Patienten mit einer akuten Cholezystitis (Anteil der akalkulösen Cholezystitis 7–30%) das Konzept der Cholezystostomie mehrfach propagiert, da hier sowohl Notfallcholezystektomie als auch konservative Therapie mit einer Letalität zwischen 7–30% belastet sind. Überwiegend erfolgte dabei die Empfehlung zur ultraschallgestützten perkutanen Drainage der Gallenblase als limitiertem Eingriff [1, 2, 12, 37, 38]. Durch die Minimierung des operativen Traumas konnten tatsächlich akzeptable Behandlungsergebnisse in dieser Hochrisikogruppe erzielt werden. Dennoch sollte grundsätzlich die Cholezystektomie als primär kausale Therapie in Erwägung gezogen werden und die Durchführung der perkutanen Cholezystostomie ausgewählten Einzelfällen vorbehalten bleiben.

Lokale und postinterventionelle Komplikationen

Nach Operationen und interventionellen Eingriffen an der Gallenblase oder den Gallenwegen muss in 0,8–11% der Fälle mit entzündlichen Komplikationen gerechnet werden. Folgende Infektionsmöglichkeiten bestehen in diesem Zusammenhang:

- Infektionen im Bereich der Zugangswege (z.B. Wundinfektionen, Fisteln),
- lokal begrenzte oder die gesamte Abdominalhöhle betreffende Infektionen (z.B. subhepatischer Abszess, gallige Peritonitis),
- Infektionen im Bereich der Gallenwege (z.B. Cholangitis bei verbliebenem Gallengangsstein),
- systemische Infektionen (z.B. Cholangiosepsis, endogener Gasbrand).

Das Risiko für das Auftreten einer postoperativen Infektion wird durch erkrankungsspezifische Faktoren, eingriffstypische und intraoperative Komplikationen sowie das Komorbiditätsspektrum der Patienten bestimmt. Durch eine verfeinerte operative Technik und nach Einführung einer konsequenten perioperativen Antibiotikaprophylaxe konnte die Rate der Infektionskomplikationen deutlich gesenkt werden [31]. Dennoch erfordert alle Abweichung von einem ungestörten postoperativen Heilungsverlauf ein konsequentes Augenmerk und gegebenenfalls die Durchführung einer zielgerichteten und rechtzeitigen Therapie.

Literatur

1 Davis CA, Landercasper J, Grundersen LH, Lambert PJ: Effective use of percutaneous cholecystostomy in high-risk surgical patients: technique, tube management, and results. Arch Surg 1999;134: 727–731.
2 Granlund A, Karlson BM, Elvin A, Rasmussen I: Ultrasound-guided percutaneous cholecystostomy in high-risk surgical patients. Langenbecks Arch Surg 2001;386:212–217.
3 Simon C, Stille W: Antibiotika-Therapie in Klinik und Praxis. Stuttgart, Schattauer, 1993.
4 Järvinen HJ: Biliary bacteremia at various stages of acute cholecystitis. Acta Chir Scand 1980;146:427–430.
5 Hoffmann R, Amgwerd R, Kessler W, Sonnabend W: Ist die Cholecystitis acuta im Primärstadium infektiös? Eine prospektive Untersuchung. Helv Chir Acta 1983;30:403–406.
6 Eldar S, Sabo E, Nash E, Abrahamson J, Matter I: Laparoscopic cholecystectomy for acute cholecystitis: prospective trial. Worl J Surg 1997;21:540–545.
7 Sianesi M, Ghirarduzzi A, Percudani M, DellAnna B: Cholecystectomy for acute cholecystitis: timing of operation, bacteriological aspects, and postoperative course. Am J Surg 1984;148:609–612.
8 Sondenaa K, Nesvik I, Solhaug JH, Soreide O: Randomization to surgery or observation in patients with symptomatic gallbladder stone disease. The problem of evidence-based medicine in clinical practice. Scand J Gastroenterol 1997;32:611–616.
9 Lammert F, Neubrand MW, Bittner R, Feussner H, Greiner L, Hagenmüller F, Kiehne K-H, Ludwig K, Neuhaus H, Paumgartner G, Riemann J F, Sauerbruch T, für die Teilnehmer der Konsensuskonferenz: S3-Leitlinie der Deutschen Gesellschaft für Verdauungs- und Stoffwechselkrankheiten und der Deutschen Gesellschaft für Viszeralchirurgie zur Behandlung von Gallenleiden. Z Gastroenterol 2007;45:971–1001.

10 Kum CK, Eypasch E, Lefering R, Paul A, Neugebauer E, Troidl H: Laparoscopic cholecystectomy for acute cholecystitis: is it really safe? Word J Surg 1996;20:43–49.

11 Manger T, Fahlke J, Pross M, Fuhlroth J, Röhl FW, Lippert H: Die laparoskopische Cholezystektomie. Eine empfehlenswerte Indikation bei akuter Cholezystitis? Zentralbl Chir 1999;124:1121–1129 .

12 Andren-Sandberg A, Haugsvedt T, Larssen TB, Sondenaa K: Complications and late outcome following percutaneous drainage of the gallbladder in acute calculous cholecystitis. Dig Surg 2001;18: 393–398.

13 Parks MS, Yu JS, Kim YH, Kim MJ, Kim JH, Lee S, Cho N, Kim DG, Kim KW: Acute cholecystitis: comparison of MR cholangiography and US. Radiology 1998;209:781–785.

14 Trowbridge RL, Rutkowski NK, Shojania KG: Does this patient have acute cholecystitis? JAMA 2003;289:80–86.

15 Ralls PW, Colletti PM, Lapin SA, Chandrasoma P, Boswell WD Jr, Ngo C, Radin DR, Halls JM: Realtime sonography in suspected acute cholecystitis. Prospective evaluation of primary and secondary signs. Radiology 1985;155:767–771.

16 Gebel M: Die Sonographie beim Gallensteinleiden. Chir Gastroenterol 1989;5:469–476.

17 Macheiner P, Gritzmann N: Sonographie der Streßcholezystitis – Diagnose und Differentialdiagnose. Z Gastroenterol 1996;34:21–26.

18 Ludwig K, Köckerling F, Hohenberger W, Lorenz D: Die chirurgische Therapie der Cholezysto-/Choledocholithiasis. Ergebnisse einer deutschlandweiten Umfrage an 859 Kliniken mir 123 090 Cholezystektomien. Chirurg 2001;72:1171–1178.

19 Hüttl TP, Hrdina C, Krämling HJ, Schildberg FW, Meyer G: Gallstone surgery in German university hospitals. Development, complications and changing strategies. Langenbecks Arch Surg 2001;386:410–417.

20 Martin DJ, Vernon DR, Toouli J: Surgical versus endoscopic treatment of bile duct stones. Cochrane Database Syst Rev CD003327, 2006.

21 Clayton ES, Connor S, Alexakis N, Leandros E: Meta-analysis of endoscopy and surgery versus surgery alone for common bile duct stones with the gallbladder in situ. Br J Surg 2006;93:1185–1191.

22 Suter M, Meyer A: 10-year experience with the use of laparoscopic cholecystectomy for acute cholecystitis. Surg Endosc 2001;15:1187–1192.

23 Koo KP, Thirlby RC: Laparoscopic cholecystectomy in acute cholecystitis. What is the optimal timing for operation. Arch Surg 1996;131:540–545.

24 Madan AK, Aliabadi-Wahle S, Tesi D, Flint LM, Steinberg SM: How early is early laparoscopic treatment of acute cholecystitis? Am J Surg 2002; 183:232–236.

25 Lu EJ, Curet MJ, El-Sayed YY, Kirkwood KS: Medical versus surgical management of biliary tract disease in pregnancy. Am J Surg 2004;188:755–759.

26 Curent MJ: Laparoscopy during pregnancy; in Scott-Conner CE (ed): The SAGES Manual Fundamentals of Laparoscopy, Thoracoscopy, and GI Endoscopy. New York, Springer, 2006, pp 84–89.

27 Keus F, de Jong JA, Gooszen HG, van Laarhoven CJ: Laparoscopic versus open cholecystectomy for patients with symptomatic cholecystolithiasis. Cochrane Database Syst Rev: CD006231, 2006.

28 gGmbH BQS: BQS-Bundesauswertung 2005 Cholezystektomie. Düsseldorf. 2006. pp 1–26.

29 Gurusamy KS, Samraj K: Early versus delayed laparoscopic cholecystectomy for acute cholecystitis. Cochrane Database Syst Rev: CD 005440, 2006.

30 Rau HG, Meyer G, Maiwald G, Schardey M, Merkle R, Lange V, Schildberg FW: Konventionelle oder laparoskopische Cholecystektomie zur Behandlung der akuten Cholecystitis? Chirurg 1994; 65:1121–1125.

31 Lippert H, Gastinger I: Antimicrobial prophylaxis in laparoscopic and conventional cholecystectomy. Conclusions of a large prospective multicenter quality assurance study in Germany. Chemotherapy 1998;44:355–363.

32 Lo CM, Liu CL, Fan ST, Lai ECS, Wong J: Prospective randomized study of early vs. delayed laparoscopic cholecystectomy for acute cholecystitis. Ann Surg 1998;227:461–467.

33 Leung KL, Kwong KH, Lau WY, Chung SC, Li AK: Absorbable clips for cystic duct ligation in laparoscopic cholecystectomy. Surg Endosc 1996; 10:49–51.

34 Garber SM, Korman J, Cosgrove JM, Cohen JR: Early laparoscopic cholecystectomy for acute cholecystitis. Surg Endosc 1997;11:347–350.

35 Lillemore KD: Surgical treatment of biliary tract infections. Ann Surg 2000;66:138–144.

36 Lai PBS, Kwong KH, Leung KL, Kwok SPY, Chan ACW, Chung SCS, Lau WY: Randomized trial of early vs. delayed laparoscopic cholecystectomy for acute cholecystitis. Br. J Surg 1998;85:764–767.

37 Kiviniemi H, Makela JT, Autio R, Tikkakoski T, Leinonen S, Siniluoto T, Perala J, Paivansalo M, Merikanto J: Percutaneous cholecystostomy in acute cholecystitis in high-risk Patients: an analysis of 69 patients. Int Surg 1998;83:299–302.

38 Patterson EJ, McLoughlin RF, Mathieson JR, Cooperberg PL, MacFarlane JK: An alternative approach to acute cholecystitis. Percutaneous cholecystostomy and interval laparoscopic cholecystectomy. Surg Endosc 1996;10:1185–1188.

39 Abboud PA, Malet PF, Berlin JA, Staroscik R, Cabana MD, Clarke JR, Shea JA, Schwartz JS, Williams SV: Predictors of common bile duct stones prior to cholecystectomy: a meta-analysis. Gastrointest Endosc 1996;44:450–455.

40 Järvinen HJ, Hästbacka J: Cholecystectomy for cholecystitis. A prospective randomized study. Ann Surg 1978;191:501–505.

41 Johansson M, Thune A, Blomqvist A, Nelvin L, Lundell L: Management of acute cholecystitis in the laparoscopic era: results of a prospective, randomized clinical trial. J Gastrointest Surg 2003;7: 642–645.

42 Kolla SB, Aggarwal S, Kumar A, Kumar R, Chumber S, Parshad R, Seenu V: Early versus delayed laparoscopic cholecystectomy for acute cholecystitis: a prospective randomized trial. Surg Endosc 2004;18:1323–1327.

Fragen zur Zertifizierung

Nur eine Antwort ist möglich – Einsendeschluss ist der 31. März 2008

1. **Wie hoch ist in Deutschland die Anzahl der Gallensteinträger?**
   - ☐ a) 100 000.
   - ☐ b) 500 000.
   - ☐ c) 1 Mio.
   - ☐ d) 8–9 Mio.
   - ☐ e) 20 Mio.

2. **Mit welchem Keimspektrum ist bei einer akuten Cholezystitis am häufigsten zu rechnen?**
   - ☐ a) Salmonellen.
   - ☐ b) Mischinfektionen (*Escherichia coli*, Streptokokken, Klebsiellen …).
   - ☐ c) Clostridien.
   - ☐ d) Enterobakterien.
   - ☐ e) *Ascaris lumbricoides*.

3. **Welche Komplikation der akuten Cholezystitis tritt am häufigsten auf?**
   - ☐ a) Begleitpankreatitis.
   - ☐ b) Bilio-enterische Fistel.
   - ☐ c) Gallenblasenperforation.
   - ☐ d) Gallenblasenempyem.
   - ☐ e) Gallenblasengangrän.

4. **Welches Symptom ist als Leitsymptom der akuten Cholezystitis anzusehen?**
   - ☐ a) Rechtsseitiger Oberbauchschmerz.
   - ☐ b) Erbrechen.
   - ☐ c) Fieber.
   - ☐ d) Völlegefühl.
   - ☐ e) Appetitlosigkeit.

5. **Welche diagnostische Maßnahme ist die Methode der ersten Wahl zum Ausschluss/Nachweis einer akuten Cholezystitis?**
   - ☐ a) Röntgenübersichtaufnahme des Abdomens.
   - ☐ b) Gastroskopie.
   - ☐ c) CT.
   - ☐ d) MRCP.
   - ☐ e) Sonographie.
   - ☐ f) Hepatobiliäre Funktionsszintigraphie.

6. **Wie hoch ist in Deutschland der Anteil der Chirurgen, welche bei anamnestischem, laborchemischem und sonographisch hochgradigem Verdacht auf Choledocholithiasis eine ERC mit Steinextraktion vor einer Cholezystektomie vornehmen?**
   - ☐ a) 35%.
   - ☐ b) 50%.
   - ☐ c) 70%.
   - ☐ d) 85%.
   - ☐ e) 90%.

7. Die akute Cholezystitis

- ☐ a) ist eine Indikation zur frühelektiven laparoskopischen Cholezystektomie.
- ☐ b) ist zwingend konservativ zu behandeln.
- ☐ c) kann nur im beschwerdefreien Intervall von 6 Wochen operativ behandelt werden.
- ☐ d) ist eine Indikation zur sofortigen operativen Therapie.
- ☐ e) kann nur durch eine konventionelle Cholezystektomie behandelt werden.

8. In welcher Zeitspanne sollte bei Vorliegen einer akuten Cholezystitis die frühelektive laparoskopische Cholezystektomie durchgeführt werden?

- ☐ a) Sofort bei Diagnosestellung.
- ☐ b) 24 h nach Symptombeginn.
- ☐ c) 48 h nach Krankenhauseinweisung.
- ☐ d) Möglichst 72 h nach Diagnosestellung.
- ☐ e) Im Intervall von 6 Wochen.

9. Wie hoch ist der Anteil Schwangerer, welche trotz konservativer Therapie einer akuten Cholezystitis noch in der Schwangerschaft ein Rezidiv erleiden?

- ☐ a) 5%.
- ☐ b) 10%.
- ☐ c) 20%.
- ☐ d) 30%.
- ☐ e) 40%.

10. Die ultraschallgestützte perkutane Cholezystostomie ist

- ☐ a) das Verfahren der Wahl zur Therapie der Gallenblasenperforation.
- ☐ b) in Einzelfällen für «High-risk»-Patienten geeignet.
- ☐ c) stets bei Diabetikern mit akuter Cholezystitis einzusetzen.
- ☐ d) nur bei der akalkulösen Cholezystitis einzusetzen.
- ☐ e) ein veraltetes Therapieverfahren der akuten Cholezystitis.

Chirurgische Gastroenterologie Interdisziplinär

Original Article · Originalarbeit

Chir Gastroenterol 2007;23:387–391
DOI: 10.1159/000101456

Online publiziert: 15. Oktober 2007

Economical Strategies of Laparoscopic Splenectomy: A Chinese Single-Center Experience

Bo Chen[a] Sanyuan Hu[a] Lei Wang[a] Kexin Wang[a] Guangyong Zhang[a] Haifeng Zhang[a] Mitchell S. Wachtel[b] Eldo E. Frezza[c]

[a] Advanced Laparoscopic Unit, Department of General Surgery, Qilu Hospital of Shandong University, Jinan, China
[b] Department of Pathology,
[c] Department of General Surgery, Texas Tech University Health Sciences Center, Lubbock TX, USA

Key Words
Laparoscopic splenectomy · Open splenectomy · Operative costs

Summary
Background: The proposed benefits of laparoscopic splenectomy (LS) such as decreased postoperative pain and hospitalization have to be balanced against the proposed deficits of increased costs, especially in developing countries such as China. Herein we propose economical strategies of LS based on our single-center experience. **Patients and Methods:** We have reviewed our data of patients undergoing LS or open splenectomy (OS) between August 1998 and August 2006 at Qilu Hospital of Shandong University in China to evaluate factors reducing operative time, blood loss, complication rate, postoperative hospitalization, presence of accessory spleens, platelet consumption, hospital costs, and total costs. **Results:** The blood loss, complication rate and presence of accessory spleen were comparable in both groups ($p > 0.05$). Although it was associated with significantly longer operative time (161.25 vs. 71.07 min, $p < 0.01$), LS carried lower postoperative hospitalization (5.6 vs. 10.5 days) and platelet transfusion (2.46 vs. 11.03 IU). The mean charges of blood products in the LS group and in the OS group were calculated as USD 33.26 and USD 136.86, respectively ($p < 0.01$). Those for the ward amounted to USD 250.00 and USD 433.33 in the LS group and in the OS group, respectively ($p < 0.05$). The mean charges of operating room were USD 588.00 for LS and USD 235.33 for OS ($p < 0.01$), but the total charges for patients with LS were comparable to those of OS patients (USD 871.20 vs. USD 783.20, $p > 0.05$). **Conclusions:** We have decreased the total charges of LS so that they were comparable to those of OS by the use of reusable ultrasonic shear, suture silk, titanium clips and sterile wrapping of disposable surgical items instead of Endo-stapler and commercial retriever bag. The patients obtained the minimal invasive benefits at no significant additional costs which might contribute to an increased propagation of laparoscopic techniques in developing countries such as China.

Schlüsselwörter
Laparoskopische Splenektomie · Offene Splenektomie · Operationskosten

Zusammenfassung
Hintergrund: Die angenommenen Vorteile der laparoskopischen Splenektomie (LS) wie reduzierter postoperativer Schmerz und verkürzte Krankenhausverweildauer müssen gegen deren Nachteile wie erhöhte Kosten ausbalanciert werden, besonders in Schwellenländern wie China. In dieser Arbeit werden, basierend auf den Erfahrungen unserer Klinik, ökonomische Strategien für den Einsatz von LS vorgeschlagen. **Patienten und Methoden:** Die Daten von Patienten, die sich zwischen August 1998 und August 2006 am Qilu-Hospital der Shandong-Universität in China einer LS oder einer offenen Splenektomie (OS) unterzogen hatten, wurden in Hinblick auf Faktoren evaluiert, mit deren Hilfe die Operationsdauer, der Blutverlust, die Komplikationsrate, die postoperative Krankenhausverweildauer, das Vorhandensein von Nebenmilzen, der Thrombozytenverbrauch, die Krankenhauskosten sowie die Gesamtkosten reduziert werden können. **Ergebnisse:** Der Blutverlust, die Komplikationsrate und das Vorhandensein von Nebenmilzen war in beiden Gruppen vergleichbar ($p > 0,05$). Obwohl die Operationsdauer bei der LS signifikant länger war als bei der OS (161,25 vs. 71,07 min, $p < 0,01$), war die LS mit einer kürzeren Krankenhausverweildauer (5,6 vs. 10,5 Tage) und einer geringeren Thrombozytentransfusion (2,46 vs. 11,03 IU) verbunden. Die mittleren Kosten für Blutprodukte waren in der LS-Gruppe 33,26 USD und in der OS-Gruppe 136,86 USD ($p > 0,01$). Die entsprechenden Kosten für die Krankenstation beliefen sich auf 250,00 vs. 433,33 USD in der LS- und in der OS-Gruppe ($p < 0,05$). Die Operationssaalkosten betrugen 588,00 USD in der LS- und 235,33 USD in der OS-Gruppe ($p < 0,01$). Die Gesamtkosten für LS (871,20 USD) und OS (783,20 USD) waren aber vergleichbar ($p > 0,05$). **Schlussfolgerungen:** Wir konnten die Gesamtkosten für LS so senken, dass sie mit denen von OS vergleichbar waren, indem wir wiederverwendbare Ultraschallscheren, Wundseide, Titan-Clips und sterile Umhüllungen für chirurgische Einwegartikel statt des Endo-Staplers und kommerzieller Auffangbeutel verwendeten. Die Patienten kamen ohne zusätzliche Kosten in den Genuss der Vorteile des minimal invasiven Verfahrens, was zur Verbreitung laparoskopischer Verfahren in Schwellenländern wie China erheblich beitragen könnte.

KARGER
Fax +49 761 4 52 07 14
E-mail Information@Karger.de
www.karger.com

Accessible online at:
www.karger.com/cga

Sanyuan Hu
Advanced Laparoscopic Unit, Department of General Surgery
Qilu Hospital of Shandong University, Jinan 250012, China
E-mail husanyuan1962@hotmail.com

Introduction

Since it was first reported in 1991, laparoscopic splenectomy (LS) has become the procedure of choice for elective splenectomy [1]. Compared with open splenectomy (OS), it has such benefits as rapid recovery, short postoperative hospitalization and improved cosmesis. But unlike laparoscopic cholecystectomy, LS is still a difficult technique, especially for splenomegaly. Many surgeons have already overestimated the value of advanced and expensive instruments. For developing countries, however, equipment costs militate against the laparoscopic approach [2]. The purpose of this study is to propose economical strategies for laparoscopic surgery based on our single-center experience.

Patients and Methods

Patients

Between August 1998 and May 2006, 52 LS and 58 OS for splenomegaly and hypersplenism were performed in our hospital. The characteristics of patients and the diagnoses are given in table 1. All patients with hematologic diseases were refractory to medical treatment or relapsing at the interruption of corticosteroid therapy. In patients with hypersplenism secondary to liver cirrhosis, the splenectomies were performed only in patients with normal liver function and no history of upper gastrointestinal bleeding. In general, the patients were selected among those with low platelet count (PC) (table 2). The mean preoperative PC was 55.5×10^9/l in the LS group vs. 61.8×10^9/l in OS group.

Preoperative Medical Treatment

Preoperative medical treatment is generally consistent with that used in traditional OS. For example, patients with idiopathic thrombocytopenic purpura received an oral administration of prednisone and immunoglobulin G. Platelets and red blood cells should be prepared for pre-emergency. It is notable that patients in LS group with platelet count $<40 \times 10^9$/l were prophylactically given platelet transfusion intraoperatively. However, it was found in OS that patients with similar records received platelet transfusion when their intraoperative PC was $<60 \times 10^9$/l.

Surgical Instruments

For the laparoscopic technique we mainly used a reusable ultrasonic scalpel and a self-made specimen bag instead of Endo-stapler and commercial retriever bag. Self-made specimen bags were made of sterile wrapping of disposable surgical items and had different size.

Surgical Procedures

LS procedure: The procedure is extensively described elsewhere [3]. In general, patients were placed in right semilateral position (fig. 1). The surgeon and camera operator stood on the right side of the patient, while an assistant stood on the left side. A 10 mm trocar (A) was inserted at superior margin of umbilicus for the 10 mm 30° optical camera. A 10 mm trocar (B), placed in the left midclavicular line inferior to the splenic border, is the primary operative port. A 5 mm trocar (C) was inserted left of the falciform ligament in the subxyphoid area. A 5 mm trocar (D), inserted posteriorly and superiorly to trocar C, facilitated exposure of anatomic structures, extraction of the spleen and suction to obtain hemostasis.

After performing a thorough abdominal exploration, hook cautery and ultrasonic scalpel dissected the splenocolic, splenorenal, splenogastric, and splenophrenic ligaments. Short gastric vessels were ligated by either hook cautery and titanium clips or by ultrasonic scalpel. Except for hilar vessels, which were ligated with silk suture, branches of splenic vessels were ligated with titanium clips. The spleen was placed in a retrievable bag before mechanical morcellation and subsequent removal through the operative trocar. The abdomen was re-examined, with achievement of hemostasis as required, before placing a drain into the splenic bed. As detailed in the discussion, changes were made in three areas: i) the ultrasonic scalpel; ii) avoiding the use of the Endo-stapler; and iii) self-made retriever bags.

OS procedure: OS was performed as described by Boddy et al. [1] and Pugliese et al. [4] requiring the patients to be placed in supine position, dissection of ligaments with Bovie, and ligation of splenic hilum vessels with silk [4, 5].

Calculation of Medical Costs

Total costs were divided into costs of the ward, operating room and blood products. The costs of the ward were all charges in the ward, including cost of bed, treatment, examination and drugs. The costs of operating

Table 1. Clinical data of patients

	LS group	OS group
Total number of cases	52	58
M/F	17/35	18/40
Mean age (range), years	26.5 (13–49)	27.4 (14–55)
Preoperative diagnosis		
Idiopathic thrombocytopenic purpura	42	39
Hereditary spherocytosis	5	7
Thrombotic thrombocytopenic purpura	0	2
Immune hemolytic anemia	2	5
Cirrhosis, hypersplenism	2	5
Idiopathic hypersplenism	1	0
Mean splenic length (range), cm	18 (10–35)	19.5 (11–40)

Table 2. Clinical data of PC

Average preoperative PC	LS group (cases)	OS group (cases)
$<40 \times 10^9$/l	13	15
$40–60 \times 10^9$/l	12	17
$60–100 \times 10^9$/l	22	21
$>100 \times 10^9$/l	5	5

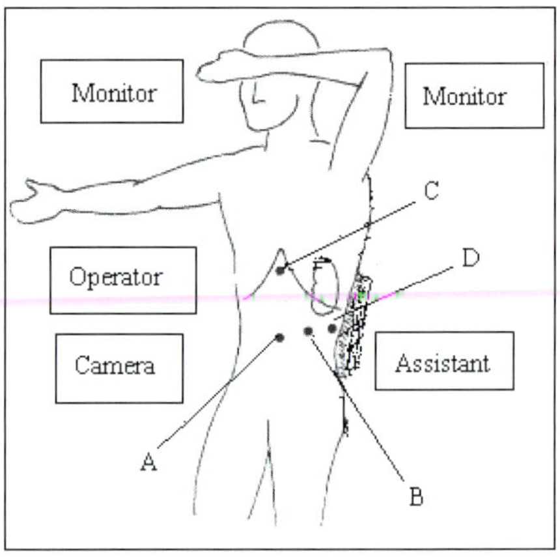

Fig. 1. Position of port sites for right semi-lateral position.

Table 3. Comparison of operative results of two groups

	LS group (n = 52)	OS group (n = 58)	T	P
Operative time, min	161.25 ± 37.52	71.07 ± 26.19	14.7364	<0.01
Blood loss, ml	90 ± 43.62	100 ± 57.81	1.0148	>0.05
Accessory spleen	12	14	0.0171*	>0.05
Postoperative hospitalization, days	5.6 ± 2.72	10.5 ± 5.47	5.8426	<0.01
Complication rate (%), cases	5.8 (3)	17.2 (10)	2.7533*	>0.05
Transfusion of platelets, IU	2.46 ± 0.72	11.03 ± 5.25	11.6679	<0.01
Costs of blood products, USD	33.26 ± 7.91	136.86 ± 29.03	24.9120	<0.01
Costs of ward, USD	250 ± 67.44	433.33 ± 95.39	9.8359	<0.01
Costs of operating room, USD	588 ± 114.52	235.33 ± 49.68	21.3325	<0.01
Total costs, USD	871.20 ± 300.10	783.20 ± 235.92	1.7148	>0.05

*Mean chi-square test.

room included all costs of operation, instruments, etc. The costs of blood products summarized the costs of red blood cells, plasma and platelets in the perioperative period. The anesthesia charges were excluded because in China they are almost equal in both groups ,in spite of the obviously longer operation time in the LS group.

Statistical Analysis
Statistical analysis was performed by using SPSS 12.0. Means were tested using the two-sample t-test for independent samples; the rate was tested using the chi-square test.

Results

The operative results of both groups are summarized in table 3. In case of concomitant cholecystectomy (2 = LS; 3 = OS), we calculated operative time and blood loss only for splenectomy. All operations were successful, and there was no mortality in this series. No conversion to open procedure occurred in the LS group. There was 1 case in each group whose postoperative PC had not changed compared with the preoperative one. Accessory spleens in these two cases were excluded by postoperative radioisotope scan. The PC of the other patients had reached a level between 150×10^9/l and 500×10^9/l before discharge. The blood loss and presence of accessory spleen were comparable in the LS and the OS group (90 vs. 100 ml ($p > 0.05$) and 12 vs. 14 ($p > 0.05$), respectively). Laparoscopic splenectomy was associated with significantly longer operative time (161.25 vs. 71.07 min; $p < 0.01$). One case in the LS group who suffered from disseminated intravascular coagulopathy after operation was resolved with medical treatment. One patient with idiopathic hypersplenism suffering from unknown hyperpyrexia had recovered by using antibiotics and hormone. One case with hypersplenism suffering from postoperative upper gastrointestinal bleeding was cured by hemostyptics. In the OS group there were 7 cases with wound infection, 1 with seroperitoneum and pancreatic fistula, 1 with pleural effusion, and with 1 acute ulcer. Even though there was no statistically significant difference between two groups with respect to complications, it is notable that all patients with wound infections were in the OS group which was associated with prolonged hospitalization. Thus, postoperative hospital stay was significantly longer in the OS than in the LS group (5.6 vs. 10.5 days; $p < 0.01$).

Eight patients in the LS group whose preoperative PC was $<40 \times 10^9$/l and 15 patients in the OS group whose preoperative PC ranged from 40×10^9/l to 60×10^9/l received 16 IU platelets intraoperatively. In the OS group, 5 and 10 patients whose preoperative PC was $<40 \times 10^9$/l received 16 IU platelets intraoperatively and 16 IU platelets pre- and intraoperatively, respectively. There was a significant difference with regard to mean platelet transfusion between the LS and the OS group (2.46 vs. 11.03 IU; $p < 0.01$).

The mean charges of blood products in the LS group and in the OS group were calculated as USD 33.26 and USD 136.86, respectively ($p < 0.01$). Those for the ward amounted to USD 250.00 and USD 433.33 in the LS group and in the OS group, respectively ($p < 0.05$). The mean charges of operating room were USD 588.00 for LS and USD 235.00 for OS ($p < 0.01$). The differences in charges of operating room between both groups were summarized in table 4. The total charges for patients with LS were comparable to those for patients receiving OS ($p > 0.05$).

Discussion

The first LS in China was done by us on December 1994 in a pediatric patient. At first, we performed LS only in patients whose spleen had normal size. With the introduction of the ultrasonic scalpel in 1998, LS was also applied to large spleen cases. In order to control selection bias, we only selected the cases after 1998 for statistical analysis.

Minimal invasive operation can significantly reduce postoperative hospitalization and time of enterocinesia recovery which resulted in lower cost of ward and drugs as shown by data from many hospitals all over the world [1, 2, 5–9]. Our study

Table 4. Differences of operating room charges in LS and OS group

	Costs in LS, USD	Costs in OS, USD
Operative charges	240	140
Laparoscope	40	0
Cold light source	2.67	0
CO2	6.73	0
Ultrasonic scalpel	200	0
Titanium clip (apiece)	2.99	0
Belly band	0	1.28
One time operative film (apiece)	0	1.47
Hypercrator	0	20

indicates that the lower medical expenses of LS are related to reduced amounts of transfused platelets. According to our data, patients in LS group were transfused platelets only if their PC $<40 \times 10^9$/l, whereas patients in OS group already received platelets at a PC $<60 \times 10^9$/l. The need of platelet transfusion is probably reduced in the LS group compared with that in the OS group. This might be due to the lesser extent of tissue trauma when applying LS [10]. We suppose that the following manipulations in LS play an important role in reducing the consumption of platelets: i) the incisions resulting from insertion of trocars are significantly smaller, and trocars can serve as compression of incision and stop bleeding. ii) We often coagulate splenic ligaments before cutting them and avoid blunt dissection. For vessels of 3 mm or more we can use ultrasonic scalpel and adopt 'breakwater technique' to deal with them which certainly reduces intra-abdominal hemorrhage.

Though LS can reduce costs of ward, drug and even blood products, in developing countries the total charges of patients undergoing LS were often higher than those of patients receiving OS. For example, in Turkey the mean costs of ward were calculated as USD 1,055.00 in the LS group and USD 1,664.00 in the OS group, but the overall total costs amounted to USD 1,664.00 in the OS group and USD 2,064.00 in the LS group. Even though less morbidity and shorter postoperative hospital stay in the LS group had contributed to lower hospital costs, expensive instruments raised total costs of LS [6]. Thus, it is critical to decrease the costs of laparoscopic instruments for implementation of LS in China and other developing countries.

During LS we used hooks to dissect splenocolic ligament, splenorenal ligament and splenophrenic ligament in spleens of normal or moderate size. We had found that there were no obvious vessels in these ligaments, so it is safe and cannot result in hemorrhage. Short gastric vessels are dissected and clamped by titanium clips. For patients with splenomegaly or portal hypertension it is suggested to use the ultrasonic scalpel to excise splenic attachments [11]. As shown by others [12], the shears offer many advantages: i) they prevent electric hazards; ii) they eliminate frequent instrument interchange, thus saving time; iii) in overweight patients with fatty tissues, they make it possible to coagulate lower polar vessels without perfect isolation; iv) they reduce the risk of injury to the pancreas. Now, the costs of ultrasonic scalpel can be drastically reduced by the application of reusable one.

In processes dealing with splenic pedicle, Endo-GIA is used most frequently worldwide [13]. But it has the following shortcomings: i) Vascular staplers can result in hemorrhagic problem if not applied well [14]. ii) The tail of pancreas is less than 1 cm from hilum of spleen in 73% of patients and directly linked to the hilum in 30% of patients [15]. Thus, an injury of the tail of the pancreas may occur if the surgeon cannot use the vascular staplers correctly. iii) The largest barrier for Endo-GIA to be used in developing countries, however, is its high price. USD 387.00 or USD 560.00 are the prices of two types of Endo-GIA in China, and a stapler is worth USD 212.00 (Johnson and Johnson). If the splenic pedicle is broad, it is necessary to use two or more staplers. Furthermore, a disposable 12 mm trocar to match the vascular stapler must be inserted. Its lowest price is USD 140.00. We therefore usually do not utilize Endo-GIA but adopt other methods to deal with splenic pedicle. Firstly, since the technique of LS was not perfect at the beginning, we adopted large snares and titanium clips to control hilar vessels. Especially when it is difficult to dissect the splenic artery apart from splenic vein we use large snares to ligate the splenic pedicle. The price of large snares is USD 66.00 and this price can be further reduced because nooses were made repeatedly in advance out of body. Secondly suture silks and titanium clips can be utilized to control hilar vessels. The third method we had adopted is clamping of second order of splenic pedicle by titanium clips. These three methods are reliable for ligation and allow to greatly reduce the costs of LS. Compared with LS in which hilar vessels are controlled by Endo-GIA each of these methods can save USD 533.00 at least.

An endopouch retriever is convenient to guide and remove the spleen [16]. But when the spleen is large, the established commercial retrieval bags are often too small to allow removal [17]. Moreover, they are expensive (about USD 200.00 in China for an 11 × 10 cm bag). We have made three kinds of plastic specimen bags according to the size of spleen. The plastic specimen bag was transversally scrolled and inserted via the primary operative trocar when it was needed. Then the bag was opened and placed; the surgeon should use forceps to fix the hemline of the bag. The spleen was guided into the plastic bag, digitally morcellated, and removed from the abdominal cavity. These self-made plastic specimen bags have the same advantages as plastic products: They are relative stiff in texture, have inelasticity, are hard to be damaged, and have strength of support easing the guidance of specimens into the bags. These self-made plastic specimen bags can completely replace the endopouch retriever during LS.

Conclusion

We have successfully performed 52 LS by applying reusable ultrasonic shear, suture silk and titanium clips to replace the expensive Endo-GIA and its staplers, and by using a disposal plastic bag instead of the endopouch retriever. The patients had obtained advantages such as less postoperative pain, earlier general diet tolerance, and shorter hospital stay at no significant additional costs could be achieved for the patients. This might contribute to an increased propagation of laparoscopic techniques in developing countries such as China.

Literatur

1 Boddy AP, Mahon D, Rhodes M: Does open surgery continue to have a role in elective splenectomy? Surg Endosc 2006;20:1094–8.
2 Keskin A: Is laparoscopic cholecystectomy cheaper? Surg Laparosc Endosc Percutan Tech 2005;15: 191–4.
3 Wang KX, Hu SY, Zhang GY, Chen B, Zhang HF: Hand-assisted laparoscopic splenectomy for splenomegaly: a comparative study with conventional laparoscopic splenectomy. Chin Med J (Engl) 2007; 120:41–5.
4 Pugliese R, Maggioni D, Scandroglio I, Sansonna F, Grilloa G, Di Lernia S, Ferrari GC, Boniardi M, Costanzi A, Magistro C: Splenectomy in haematologic diseases. Clinical indications and surgical technique. Chir Ital 2005;57:283–91.
5 Lintula H, Kokki H, Vanamo K, Valtonen H, Mattila M, Eskelinen M: The costs and effects of laparoscopic appendectomy in children. Arch Pediatr Adolesc Med 2004;158:34–7.
6 Hamamci EO, Besim H, Bostanoglu S, Sonisik M, Korkmaz A: Use of laparoscopic splenectomy in developing countries: analysis of cost and strategies for reducing cost. J Laparoendosc Adv Surg Tech A 2002;12:253–8.
7 Ishikawa M, Nakagawa T, Nishioka M, Ogata S, Miyauchi T, Kashiwagi Y, Uemura N, Inoue S: Costs and benefits of laparoscopic cholecystectomy: abdominal wall lifting vs. pneumoperitoneum procedure. Hepatogastroenterology 2006;53:497–500.
8 Matteson KA, Peipert JF, Hirway P, Cotter K, DiLuigi AJ, Jamshidi RM: Factors associated with increased charges for hysterectomy. Obstet Gynecol 2006;107:1057–63.
9 Braga M, Vignali A, Zuliani W, Frasson M, Di Serio C, Di Carlo V: Laparoscopic versus open colorectal surgery: cost-benefit analysis in a single-center randomized trial. Ann Surg 2005;242:890–5.
10 Vecchio R, Cacciola E, Lipari G, Privitera V, Polino C, Cacciola R: Laparoscopic splenectomy reduces the need for platelet transfusion in patients with idiopathic thrombocytopenic purpura. JSLS 2005;9: 415–8.
11 Choy C, Cacchione R, Moon V, Ferzli G: Experience with seven cases of massive splenomegaly. J Laparoendosc Adv Surg Tech A 2004;14:197–200.
12 Grahn SW, Alvarez J, Kirkwood K: Trends in laparoscopic splenectomy for massive splenomegaly. Arch Surg 2006;141:755–61.
13 Casaccia M, Torelli P, Squarcia S, Sormani MP, Savelli A, Troilo BM, Santori G, Valente U, Basso N, Silecchia G, Bresadola F, Terrosu G, Pietrabissa A, Valeri FM, Prosperi P, Saviano M, Gelmini R, Uggeri F, Caprotti R, Romano F, Logrieco G, Moraldini A, Dallatorre A, Rosati R, Bona S, Cavaliere P, Cavaliere D, Spinoglio G, Buccoliero F, Berta R, Pedrazzolir C, Bigi L, Barbieri IM, Donini I, Donini A, Colecchia G, Monteferrante E, Prete F, Memeo V, Puglisi F: The Italian Registry of Laparoscopic Surgery of the Spleen (IRLSS): a retrospective review of 379 patients undergoing laparoscopic splenectomy. Chir Ital 2006;58:697–707.
14 Kercher KW, Novitsky YW, Czerniach DR, Litwin DE: Staple line bleeding following laparoscopic splenectomy: intraoperative prevention and postoperative management with splenic artery embolization. Surg Laparosc Endosc Percutan Tech 2003;13:353–6.
15 Uranues S, Alimoglu O, Todoric B, Toprak N, Auer T, Rondon L, Sauseng G, Pfeifer J: Laparoscopic resection of the pancreatic tail with splenic preservation. Am J Surg 2006;192:257–61.
16 Singhvi SK, Allan W,Williams ED, Small PK: Assessment of the physical properties of endoscopic retrieval systems. Br J Surg 2002;89:1183–7.
17 Zacharoulis D, O'Boyle C, Royston CM, Sedman PC: Splenic retrieval after laparoscopic splenectomy: a new bag. J Laparoendosc Adv Surg Tech A 2006;16:128–32.

Chirurgische Gastroenterologie Interdisziplinär

Original Article · Originalarbeit

Chir Gastroenterol 2007;23:392–398
DOI: 10.1159/000109243

Online publiziert: 15. Oktober 2007

Surveillance Program for Recurrence after Curative Gastric Cancer Surgery

Koji Mikami Yuichi Yamashita Takafumi Maekawa Tetsuo Shinohara Yasushi Yamauchi Sheiichiro Hoshino Tomoaki Noritomi Takayuki Shirakusa

Second Department of Surgery, School of Medicine, Fukuoka University, Japan

Key Words
Gastric cancer · Recurrence · Surveillance

Summary
Background: It is not clear if more intense surveillance is associated with improved survival after curative resection for gastric cancer. **Patients and Methods:** A prospectively maintained gastric cancer database was used to identify 402 patients who underwent curative gastrectomy. Multivariate analysis was performed to identify the clinicopathological characteristics associated with long post-recurrence survival. **Results:** Of 402 patients, 62 patients showed documented recurrence. As shown by multivariate analysis, patients with lymph node metastases originating from primary cancer, symptomatic recurrence, peritoneal dissemination, multiple recurrences and supportive therapy showed a significantly shorter post-recurrence survival. Patients who suffered hematogenous metastases, locoregional recurrence, or recurrence in the remnant stomach had a significantly longer survival time when treated actively compared with those given supportive care. **Conclusion:** Active treatment is effective in patients with hematogenous metastases, locoregional recurrence, or recurrence in the remnant stomach. Intense surveillance is thus recommended for early identification of such patients.

Schlüsselwörter
Magenkarzinom · Rezidiv · Überwachung

Zusammenfassung
Hintergrund: Es nicht klar, ob eine intensivere Überwachung von Magenkrebspatienten nach kurativer Resektion mit einem verlängerten Überleben verbunden ist. **Patienten und Methoden:** Eine prospektiv gepflegte Magenkrebsdatenbank wurde zur Identifizierung von 402 Patienten, die sich einer kurativen Gastektomie unterzogen hatten, verwendet. Zur Identifizierung klinisch-pathologischer Charakteristika, die mit einem langen Überleben nach Wiederauftreten der Krankheit assoziiert sind, wurde eine multivariate Analyse durchgeführt. **Ergebnisse:** Bei 62 der 402 Patienten wurde eine Rezidiv dokumentiert. Wie die multivariate Analyse zeigte, war bei Patienten mit Lymphknotenmetastasen des Primärtumors, symptomatischen Rezidiven, peritonealer Dissemination und multiplen Rezidiven sowie bei solchen, die eine rein supportive Therapie erhalten hatten, das Überleben nach Wiederauftreten der Krankheit signifikant verkürzt. Patienten, bei denen hämatogene Metastasierung, ein lokoregionales Rezidiv oder ein Rezidiv im verbliebenen Magenrest diagnostiziert wurde, hatten eine signifikant verlängerte Überlebenszeit, wenn sie eine aktive statt einer supportiven Therapie erhalten hatten. **Schlussfolgerung:** Eine aktive Behandlung ist bei Patienten mit hämatogener Metastasierung, ein lokoregionalem Rezidiv oder einem Rezidiv im verbliebenen Magenrest effektiv. Zur frühen Identifizierung dieser Patienten wird daher eine intensive Überwachung empfohlen.

KARGER

Fax +49 761 4 52 07 14
E-mail Information@Karger.de
www.karger.com

Accessible online at:
www.karger.com/cga

Koji Mikami
Second Department of Surgery, School of Medicine, Fukuoka University
7-45-1, Nanakuma, Jonan-ku, Fukuoka 814-0180, Japan
Tel. +81 92-8011011, Fax -8639759
E-mail mikami_koji@hotmail.com

Introduction

Gastric cancer remains the second most frequent malignancy in the world [1], and it was estimated that more than 1 million new cases appear worldwide in 1997 [2]. Recurrences are often observed, even in patients treated with a potentially curative resection. Surgeons therefore customarily re-assess patients for recurrence at regular intervals after resection [3]. Numerous studies have investigated the role of various factors in the prognosis of patients curatively resected for gastric cancer, and depth of tumor invasion and nodal involvement are considered to be the most important prognostic factors [4, 5]. Although a model follow-up program has been reported by the National Comprehensive Cancer Network [6] for colon cancer, breast cancer and others, the survival benefits of follow-up in gastric cancer remains controversial [3, 7, 8], and it is unclear whether more intense surveillance after curative resection for gastric cancer is associated with improved survival. The aim of this retrospective study was to analyze patterns of recurrence after curative gastrectomy (R0) for gastric cancer and to examine the factors influencing the prognosis of gastric cancer patients after recurrence, in order to optimize follow-up surveillance.

Patients and Methods

Patients

Between 1995 to 2002, a total of 402 patients underwent curative gastrectomy (R0) for early (n = 211) or advanced (n = 181) gastric cancer in the Second Department of Surgery of the Fukuoka University. All patients had more than 15 lymph nodes removed. Of all patients undergoing curative resection, 62 were confirmed to have recurrent disease as of January 2007: 2 had early gastric cancer and 60 advanced gastric cancer. The clinicopathological findings obtained from surgical records and pathological reports were patient age, gender, serum carcinoembryonic antigen (CEA) level, number of tumors, sites of tumors, tumor size, histologic type of tumor, depth of wall invasion, lymph node metastases, distant metastases, clinical stage, and the extent of lymphatic and/or vascular invasion. The appropriate clinical stages were determined based on the International Union Against Cancer classification criteria [9]. Of these 62 patients, 41 underwent adjuvant chemotherapy after their first surgery. The anti-cancer drugs used were S-1 or uracil-tegaful (UFT), as selected by conference between patients and each patient's doctors. Positive CEA was defined as a level of 5.0 ng/ml or higher. Tumor size was classified into two groups: less than 5.0 cm vs. 5.0 cm or more. Based on Lauren's classification, histologic type was defined as either intestinal type (including tubular adenocarcinoma and papillary adenocarcinoma) or diffuse type (including poorly differentiated carcinoma of ordinary types, signet-ring cell cancer, and mucinous carcinoma).

Institutional approval and written informed consent from the patients for the comprehensive use of clinical and pathological analyses were obtained.

Follow-Up Program

Follow-up evaluation consisted of an interim history, physical examination, hematological and blood chemistry panels, and blood tests for CEA. These assessments were repeated every 3 months during the first postoperative year and every 6 months thereafter for at least 5 years. Either abdominal ultrasonography or CT was performed every 6 months. Endoscopy and chest radiography were performed annually to screen for cancer in the stomach or lung, beginning at 1–1.5 years after surgery. CT of the brain, barium enema radiography, and bone scintigraphy were performed only when metastases to these sites were suspected. The time of recurrence was defined as the time when the presence of recurrence tumor or malignant cells was confirmed by imaging and/or cytological examination.

Recurrence Patterns and Treatments

Five patterns of recurrence were identified: i) peritoneal dissemination; ii) hematogenous metastases; iii) locoregional recurrence, which was defined as recurrence at the anastomosis site and the gastric bed, including regional lymph node metastases; iv) recurrence in the remnant stomach; and v) multiple recurrences, which were defined as a complex of two or more recurrence patterns. The treatments for recurrence were divided into two major categories: active treatment and supportive care. Active treatment included complete resection and chemotherapy while supportive care consisted of the best available supportive care and palliative operation.

Statistical Analysis

An analysis of the factors that influenced survival time after recurrence was performed using the Kaplan-Meier method, for comparisons the log-rank test was used, and multivariate analysis was done by the Cox proportional hazards model. A value of $p < 0.05$ was considered to indicate statistical significance. Statistical analysis was made with the StatView 5.0 program (Abacus Concepts, Berkeley, CA, USA).

Results

Of the 62 patients with recurrence, 43 were males and 19 were females. The mean age at recurrence was 62.3 years, and the mean time to recurrence was 22.2 months. A total of 19 of these patients (30.6%) showed recurrence within the 1st year after surgery, 42 (67.7%) within the 2nd year, and 52 (83.9%) within the 3rd year. Of the 62 patients, 4 are still alive without cancer at the time of writing, 1 is alive with recurrence, 54 patients died due to cancer progression, 1 died due to other disease during recurrence, and 2 were lost to follow-up after treatment for recurrence.

The recurrence patterns of the 62 patients are shown in table 1. Peritoneal dissemination, hematogenous metastases, locoregional recurrence, recurrence in the remnant stomach and multiple recurrences were observed in 20, 19, 12, 3 and 8 cases, respectively. Multiple recurrences consisted of 6 cases of peritoneal dissemination and hematogenous metastases, 1 case of peritoneal dissemination and locoregional recurrence, and 1 case of peritoneal dissemination, hematogenous metastases and locoregional recurrence. The mean time to recurrence for peritoneal dissemination, hematogenous metastases, local recurrence, recurrence in the remnant stomach, multiple recurrence and all recurrences was 19.6, 19.8, 21.3, 80.4, 13.8 and 22.1 months, respectively. The mean survival times after recurrence in the form of peritoneal dissemination, hematogenous metastases, local recurrence, recurrence in the remnant stomach, multiple recurrences and all recurrences were 5.2, 13.6, 10.8, 24.5, 9.3 and 10.5 months, respectively. Of the 19

Table 1. Symptoms according to each recurrence pattern observed in the present study

All recurrences	Cases		Mean time to recurrence, months	Mean post-recurrence survival time, months
	n	%		
Peritoneal dissemination	20	32.2	19.6	5.2
Hematogenous metastasis	19	30.6	19.8	13.6
Liver	*12*	*63.2*	*21.1*	*15.7*
Bone	*2*	*10.5*	*11.0*	*7.1*
Lung	*2*	*10.5*	*21.2*	*10.2*
Multiple hematogenous metastases	*3*	*15.8*	*19.4*	*16.6*
Locoregional recurrence	12	19.4	21.3	10.8
Recurrence in the remnant stomach	3	4.8	80.4	24.5
Multiple recurrences[b]	8	12.9	13.8	9.3
Total	62		22.2	10.5

[a]Multiple hematogenous metastases: liver + bone 1; bone + brain 1; lung + brain 1.
[b]Multiple metastases: peritoneal + hematogenous metastasis 6; peritoneal + locoregional 1; peritoneal + hematogenous + locoregional 1.

Table 2. Treatments for recurrence according to each recurrence pattern

	SURG (n = 9)		CTX (n = 30)		SC (n = 23)	
	n	%	n	%	n	%
Peritoneal dissemination	0		11	55.0	9	45.0
Hematogenous metastasis	5	26.3	8	42.1	6	31.6
Liver	*2*	*16.7*	*6*	*50.0*	*4*	*33.3*
Bone	*0*		*1*	*50.0*	*1*	*50.0*
Lung	*2*	*100*	*0*		*0*	
Multiple hematogenous metastases	*1*	*33.3*	*1*	*33.3*	*1*	*33.3*
Loco-regional recurrence	1	8.3	6	50.0	5	41.7
Recurrence in the remnant stomach	3	100	0		0	
Multiple recurrences	0		5	62.5	3	37.5
Disease-free	3	33.3	1	3.3	0	
Alive with recurrence	0		1	3.3	0	
Cancer death	5	55.6	26	78.8	23	100
Other	1	11.1	2	6.7	0	
Survival time, months	20.0 ± 4.5		10.9 ± 1.5		5.3 ± 1.0	

SURG = Complete resection; CTX = chemotherapy; SC = supportive care, including palliative operation.

hematogenous metastases, liver metastases were observed in 12 patients (63.2%), bone metastases in 2 (10.5%), lung metastases in 2 (10.5%) and multiple metastases in 3 (15.8%). All 3 patients with recurrence in the remnant stomach were diagnosed at more than 3 years after surgery by endoscopic examination during regular follow-up since patients showed no symptoms.

The treatments for recurrence were complete resection in 9 patients, chemotherapy in 30, and supportive care in 23 (table 2). The 9 patients who received complete resection suffered from hematogenous metastases, locoregional recurrence, or recurrence in the remnant stomach. Patients with peritoneal dissemination or multiple recurrences did not receive complete resection. Of the 9 patients, 3 were disease-free after resection, 5 died due to cancer progression, and 1 died of other causes during recurrence. Of the 30 patients who received chemotherapy, only 1 was disease-free after chemotherapy, 1 is still alive with recurrent disease at the time of writing, 2 were not come to hospital and we could not get a connection with the patients after chemotherapy, and 26 died of recurrent disease. All 23 patients receiving supportive care died of recurrent disease. The post-recurrence survival times

Table 3. Survival analyses using the Kaplan-Meier method and comparison by log-rank test

Variable	Cases (%)	Post-recurrence survival time, months	p value	Relative risk	95% CI	p value
At first operation						
Age, years						
59 and under	22 (35.5)	12.1 ± 2.5				
60 and over	40 (64.5)	9.6 ± 1.5	0.3911			
Sex						
Male	43 (69.4)	11.1 ± 1.6				
Female	19 (30.6)	9.0 ± 2.2	0.4858			
Tumor marker						
High	9 (14.5)	12.6 ± 5.5				
Normal	53 (85.5)	10.1 ± 1.2	0.6158			
Number of tumors						
Single	57 (91.9)	10.4 ± 1.4				
Double or more	5 (8.1)	11.4 ± 4.1	0.8074			
Sites of tumors						
Upper third	14 (22.6)	8.7 ± 1.6				
Lower two -thirds	48 (77.4)	9.8 ± 1.6	0.2473			
Tumor size						
<5.0 cm	19 (30.6)	14.3 ± 2.6				
≥5.1 cm	43 (69.4)	8.8 ± 1.5	0.0539			
Lauren's classification						
Intestinal type	20 (32.3)	12.2 ± 2.2				
Diffuse-mixed type	42 (67.7)	9.7 ± 1.6	0.3535			
Depth of wall invasion						
T1, T2	18 (29.0)	14.0 ± 2.8				
T3, T4	44 (71.0)	9.0 ± 1.4	0.0848			
Lymph node metastasis						
N0	12 (19.4)	21.6 ± 4.3				
N1, N2, N3	50 (80.6)	7.8 ± 1.0	0.0004	3.074	1.456–6.493	0.0032
Distant metastasis						
M0	54 (87.1)	10.7 ± 1.5				
M1	8 (12.9)	9.0 ± 2.2	0.7527			
Stage						
I, II	17 (27.4)	17.1 ± 3.5				
III, IV	45 (72.6)	8.0 ± 1.0	0.0046			
Operation						
Total gastrectomy	30 (48.8)	8.1 ± 1.3				
Distal gastrectomy	32 (51.6)	12.7 ± 2.1	0.0629			
Adjuvant chemotherapy						
Performed	42 (67.7)	12.0 ± 3.2				
Not Performed	20 (32.3)	9.8 ± 1.2	0.4906			
At diagnosis of recurrence						
Symptoms						
No	19 (30.6)	18.3 ± 3.1				
Yes	43 (69.4)	7.0 ± 0.9	<0.0001	2.392	1.213–4.714	0.0118
Recurrence pattern						
Hemato/Loco/Remnant	34 (54.8)	14.3 ± 2.0				
Perit/Multi	28 (45.2)	5.9 ± 1.0	0.0001	2.173	1.242–3.803	0.0065
Treatment						
Active treatment[a]	39 (62.9)	13.5 ± 1.8				
Supportive care	23 (37.1)	5.3 ± 1.0	<0.0001	2.040	1.113–3.740	0.0211

[a]Active treatment = complete resection or chemotherapy.
CI = confidence interval; Hemato/Loco/Remnant = hematogenous metastasis, locoregional recurrence and recurrence in the remnant stomach; Perit/Multi = peritoneal dissemination and multiple recurrences.

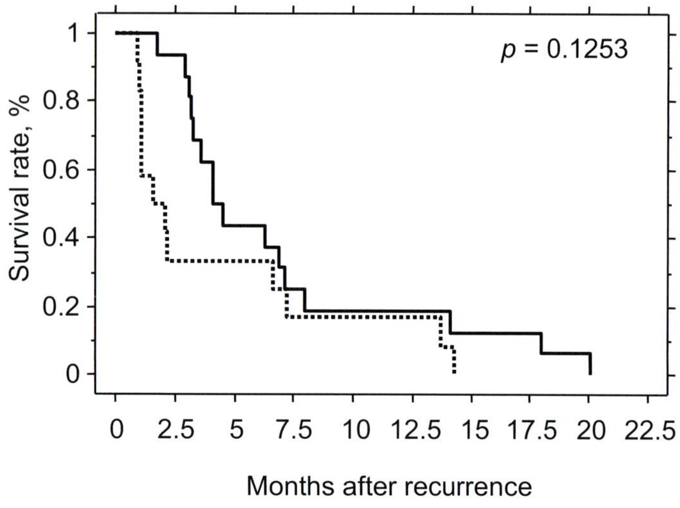

Fig. 1. Cumulative post-recurrence survival in patients with peritoneal dissemination and multiple recurrences according to treatments. A solid line represents the active treatment group, while the dotted line indicates patients with supportive care. Patients with peritoneal dissemination or multiple recurrences who were treated with active therapy as well as patients with best available supportive care had an extremely short survival time (log-rank test p = 0.1253).

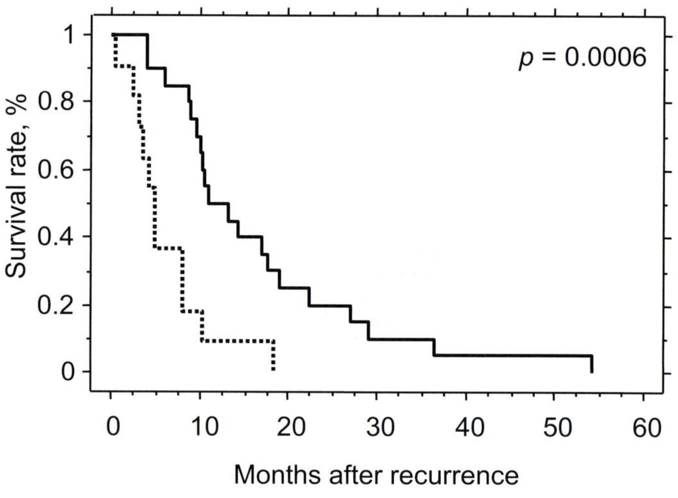

Fig. 2. Cumulative post-recurrence survival in patients with hematogenous metastasis and locoregional recurrence according to treatments. A solid line represents the active treatment group, while the dotted line indicates the supportive care group. The survival time of the patients with hematogenous metastasis and locoregional recurrence was significantly longer in the group receiving active therapy than in that with supportive care (log-rank test p = 0.006).

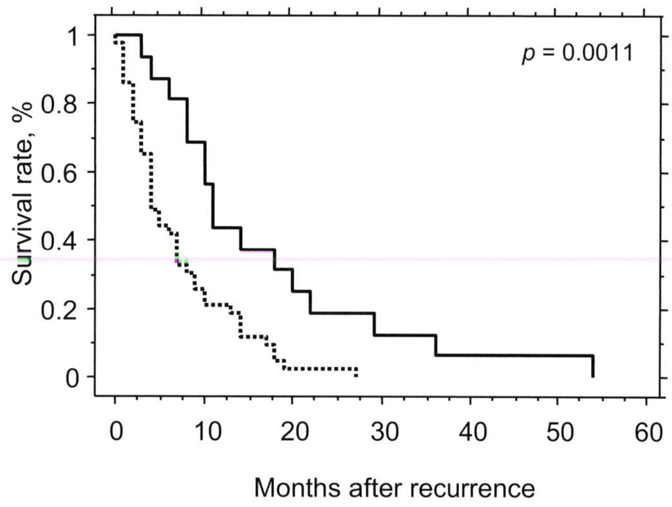

Fig. 3. Cumulative post-recurrence survival in patients with asymptomatic recurrence and symptomatic recurrence. The solid line represents the symptomatic group and the dotted line is asymptomatic group. Patients with asymptomatic recurrence showed a higher post-recurrence survival than those with symptomatic recurrence (log-rank test p = 0.0011).

were 20.0 months in those who underwent complete resection, 10.9 months in those who underwent chemotherapy, and 5.3 months in those who received supportive care.

Table 3 shows some variables identified in clinicopathological data and involved in survival after a diagnosis of recurrence. The patients with positive lymph node metastases, symptomatic recurrence, peritoneal dissemination, multiple recurrences, and/or supportive care (best available supportive care or palliative operation) demonstrated a significantly shorter post-recurrence survival. In multivariate analysis, lymph node metastases, symptomatic recurrence, supportive therapy, and peritoneal dissemination and multiple recurrences were closely associated with short post-recurrence survival. Active therapy, including complete resection or chemotherapy, for peritoneal dissemination and multiple recurrences, was not effective with respect to survival times compared with supportive care (fig. 1). In contrast, active therapy for hematogenous metastases and locoregional recurrence was effective, with survival times significantly longer than those in patients with supportive care (fig. 2).

Among all 62 patients, symptomatic recurrence occurred in 43 cases (69.4%). 18 (90.0%) of the patients with peritoneal dissemination had symptoms at recurrence, as did 9 (47.4%) of the patients with hematogenous metastases, 10 (83.3%) of the patients with locoregional recurrence, and 6 (75.0%) of the patients with multiple recurrences (table 4). Of the cases with hematogenous metastases, symptomatic recurrence was observed in 33.3% (4 cases) with liver metastases, and in 100% (2 cases) of the patients with bone metastases. The 2 patients with lung metastases showed no symptoms at recurrence. Patients with asymptomatic recurrence had significantly longer survival time after post-recurrence than those with symptomatic recurrence (p = 0.0011) (fig. 3).

Discussion

Factors such as lymph node metastases at first surgery, the presence of symptoms at recurrence, recurrence pattern, and

Table 4. Symptoms according to each recurrence pattern symptomatic/asymptomatic

All recurrences	Symptomatic recurrence		Asymptomatic recurrence	
	n	%	n	%
Peritoneal dissemination	18	(90.0)	2	(10.0)
Hematogenous metastasis	9	(47.4)	10	(52.6)
Liver	*4*	*(33.3)*	*8*	*(66.7)*
Bone	*2*	*(100)*		*0*
Lung	*0*		*2*	*(100)*
Multiple hematogenous metastases	*3*	*(100)*	*0*	
Locoregional recurrence	10	(83.3)	2	(16.7)
Recurrence in the remnant stomach	0		3	(100)
Multiple recurrences	6	(75.0)	2	(25.0)
Total	43	(69.4)	19	(30.4)

the type of treatment used to manage recurrence were all found to strongly influence survival time after recurrence. The characteristics of the primary and recurrent tumors were also associated with post-recurrence survival. Patients with no or few lymph node metastases are well known to show good survival rate [4, 5]. Furthermore, lymph node metastases as well as the depth of invasion (T factor), nodal status (N factor), Lauren's histological type, tumor size, and a number of other factors have been reported to be risk factors for recurrence [10]. Therefore, lymph node metastases are associated with both survival time and recurrence. The present study showed lymph node metastases to directly influence post-recurrence survival.

Several randomized trials have indicated that patients with advanced gastric cancer suffering gastric cancer recurrence generally live longer when treated with chemotherapy than under treatment with optimal supportive care [11–13]. In the present study, we divided treatment for recurrence into two categories: active treatment and supportive care. Our data were similar to those of other reports on treatment and survival: active treatment, complete resection and chemotherapy have been improved post-recurrence survival. However, patients with peritoneal dissemination or multiple recurrences showed no significant response to active treatment with respect to survival time. Although surgical cytoreduction in peritoneal dissemination is the most important factor for survival benefits, incomplete cytoreduction cannot be expected to lead to prolonged survival [14]. Despite advances in diagnostic imaging such as CT, ultrasonography and MRI, early detection of peritoneal dissemination has remained almost impossible. In the present study, cases of peritoneal dissemination had no indication of surgery because recurrences were diagnosed by massive ascites or a large intra-abdominal tumor.

Patients with recurrence in the remnant stomach were identified independent of any other associated medical problems and therefore underwent active treatment. Two of them became disease-free after treatment. Recurrence in the remnant stomach is relatively rare (only 3 cases in the present study), and therefore requires further analysis. The early detection of recurrence in the remnant stomach by regular follow-up surveillance and active treatment might help provide longer survival for such patients.

Patients with asymptomatic recurrence had significantly longer survival time after post-recurrence than those with symptomatic recurrence. This may be attributed to two reasons. First, tumors in asymptomatic recurrence had a slower growth speed and a lower biological malignancy grade. About half of all cases of symptomatic recurrence demonstrated peritoneal dissemination, and such patients showed the second shortest survival of all five recurrence patterns. The most frequent asymptomatic recurrence patterns were recurrence in the remnant stomach and hematogenous metastases, which demonstrated the longest and the second longest survival. Second, patients with those recurrences could easily receive appropriate treatment. The main treatment for patient with hematogenous metastases is local management for metastatic liver tumor. The patient can select various treatments: complete resection, chemotherapy and other treatments such as radio frequency ablation.

In a previous study in which asymptomatic recurrence was detected earlier than symptomatic recurrence, no disease-specific survival prognosis was provided [7]. In another previous study the impact of detecting asymptomatic recurrence in the course of follow-up after curative gastrectomy could not be distinguished from other effects in patients with advanced stage, poor differentiation and multiple recurrences [8]. Our data suggest the survival prognosis is influencd not only by the presence of symptoms at recurrence but also by lymph node metastases at first surgery and recurrence pattern. Hematogenous metastases, locoregional recurrence, recurrence in the remnant stomach, and asymptomatic recurrence were all found to respond well to appropriate therapies. The primary targets of surveillance should therefore be lymph node metastases at first surgery and three recurrence patterns: hematogenous metastasis, locoregional recurrence, and recurrence in the remnant stomach.

References

1 Pisani P, Parkin DM, Bray F, Ferlay J. Erratum: Estimates of the worldwide mortality from 25 cancers in 1990. Int J Cancer 1999;83:870–873.

2 World Health Organization: The World Health Reports. Geneva, WHO, 1997.

3 Boehner H, Zimmer T, Hopfenmueller W, Berger G, Buhr HJ: Detection and prognosis of recurrent gastric cancer – is routine follow-up after gastrectomy worthwhile? Hepatogastroenterology 2000;47: 1489–1494.

4 Siewert JR, Bottcher K, Stein HJ, Rober JD, for the German Gastric Carcinoma Study Group: Relevant prognostic factors in gastric cancer: ten-year results of the German Gastric Cancer Study. Ann Surg 1998;228:449–461.

5 Nakamura K, Ueyama T, Yao T, Xuan ZX, Ambe K, Adachi Y, Yakeishi Y, Matsukuma A, Enjoji M: Pathology and prognosis of gastric carcinoma: findings in 10,000 patients who underwent primary gastrectomy. Cancer 1992;70:1030–1037.

6 National Comprehensive Cancer Network Clinical Practice: Guidelines in Oncology, 2004. Available at *www.nccn.org*.

7 Kodera Y, Ito S, Yamamura Y, Mochizuki Y, Fujiwara M, Hibi K, Ito K, Akiyama S, Nakao A: Follow-up surveillance for recurrence after curative gastric cancer surgery lacks survival benefit. Ann Surg Oncol 2003;10:898–902.

8 Bennett JJ, Gonen M, D'Angelica M, Jaques DP, Brennan MF, Coit DG: Is detection of asymptomatic recurrence after curative resection associated with improved survival in patients with gastric cancer? J Am Coll Surg 2005;201:503–510.

9 Sobin LH, Wittekind C: TNM Classification of Malignant Tumours, 5th ed. New York, Wiley, 1997.

10 Marrelli D, de Stefano A, de Manzoni G, Morgagni P, Di Leo A, Roviello F: Prediction of recurrence after radical surgery for gastric cancer. A scoring system obtained from a prospective multicentre study Ann Surg 2005;241:247–255.

11 Murad AM, Santiago FF, Petroianu A, Rocha PR, Rodrigues MA, Rausch M: Modified therapy with 5-fluorouracil, doxorubicin and methotrexate in advanced gastric cancer. Cancer 1993;72:37–41.

12 Glimelius B, Ekstrom K, Hoffman K, Graf W, Sjoden PO, Haglund U, Svensson C, Enander LK, Linne T, Sellstrom H, Heuman R: Randomized comparison between chemotherapy plus best supportive care with best supportive care in advanced gastric cancer. Ann Oncol 1997;8:163–168.

13 Pyrhoenen S, Kuitunen T, Nyandoto P, Kouri M: Randomized comparison of 5-fluorouracil, epidoxorubicin, and methotrexate (FEMTX) plus supportive care with supportive care alone in patients with non-resectable gastric cancer. Br J Cancer 1995;71:587–591.

14 Yonemura Y, Fujimura T, Nishimura G, Falla R, Sawa T, Katayama K, Tsugawa K, Fushida S, Miyazaki I, Tanaka M, Endou Y, Sasaki T: Effects of intraoperative chemohyperthermia in patients with gastric cancer with peritoneal dissemination. Surgery 1996;119:437–444.

Chirurgische Gastroenterologie Interdisziplinär

Original Article · Originalarbeit

Chir Gastroenterol 2007;23:399–407
DOI: 10.1159/000109881

Online publiziert: 29. Oktober 2007

Neuroendocrine Differentiation in Primary Rectal Cancer: Immune Histology with Prognostic Impact?*

Oliver Schwandner[a] Marcus Hilbert[b] Rainer Broll[b] Hans-Peter Bruch[b]

[a] Klinik für Chirurgie, Caritas-Krankenhaus St. Josef, Regensburg,
[b] Klinik für Chirurgie, Universitätsklinikum Schleswig-Holstein, Campus Lübeck, Germany

Key Words
Rectal cancer · Neuroendocrine differentiation · Prognosis

Summary

Background: The aim of this study was to determine the incidence and prognostic significance of neuroendocrine differentiation in primary rectal cancer with special reference to ki-67 staining index. **Methods:** Formalin-fixed and paraffin-embedded tissue sections of 94 rectal carcinomas were used for immunohistochemical analysis of chromogranin A (CgA), synatophysin (Syn) and neuron-specific enolase (NSE). Inclusion criteria were sporadic rectal adenocarcinoma resected curatively by total mesorectal excision, adjuvant radiochemotherapy in UICC stages II and III, and complete intrainstitutional follow-up. Results of immunohistochemistry were correlated with clinical and histopathologic data. End points of analysis were tumor progression and 5-year survival. Statistics included univariate and multivariate analysis. **Results:** Of 94 rectal carcinomas studied, 20% (19/94) were CgA-positive, 7% (7/94) were Syn-positive, and 3% (3/94) were NSE-positive. No expression of neuroendocrine markers was documented in 72% (68/94). There was no carcinoma which expressed all three markers, and only 3% (3/94) showed a combination of at least two markers. Neither for Syn nor for NSE any significant association with clinical or histopathological variables could be found. Expression of CgA significantly correlated with age and differentiation ($p = 0.03$). Within a mean follow-up of 50 months, tumor progression occurred in 14 patients (15.4%): 2 patients had local recurrences (isolated), 4 had local and distant recurrence and 8 had metachronous distant metastases without local recurrence. Only UICC stage and preoperative CEA serum level were significantly associated with tumor progression, whereas the neuroendocrine markers failed to show any correlation. Focusing solely on distant recurrence, the incidence of metachronous distant metastases was significantly associated with UICC stage, depth of invasion, preoperative CEA serum level, and CgA expression (23.5% in CgA-positive vs. 5.9% in CgA-negative tumors, $p = 0.02$). The neuroendocrine markers did not show any relation with survival prognosis. Correlated to ki-67 expression, 89.5% (17/19) of CgA-positive tumors showed a concurrent high ki-67 expression of more than 40% of cells (staining index > 0.4). **Conclusions:** The expression of the neuroendocrine marker CgA seems to have a prognostic impact in primary rectal cancer for the incidence of metachronous distant recurrence. It seems that the increased proliferation (assessed by ki-67 staining index) could play a role in curatively resected rectal cancer.

Schlüsselwörter
Rektumkarzinom · Neuroendokrine Differenzierung · Prognose

Zusammenfassung

Hintergrund: Ziel der Studie war es, die Inzidenz und prognostische Bedeutung der «klassischen» neuroendokrinen Marker Chromogranin A (CgA), Synaptophysin (Syn) und neuronenspezifische Enolase (NSE) beim primären Rektumkarzinom zu evaluieren und potentielle Korrelationen mit der ki-67-Proliferationsaktivität zu demonstrieren. **Methodik:** Paraffinschnitte von 94 kurativ wegen eines Rektumkarzinoms resezierten Patienten (1996–2002) wurden immunhistochemisch auf die Expression von CgA, Syn und NSE untersucht. Die Proliferationsaktivität wurde durch die ki-67-Expression (MIB-1) immunhistologisch quantifiziert (ki-67-Markierungsindex). Die Resultate wurden mit klinischen und histopathologischen Parametern korreliert. Nur R0-resezierte Rektumkarzinome (totale mesorektale Exzision, adjuvante Radiochemotherapie in den UICC-Stadien II und III) wurden eingeschlossen. Endpunkte der prognostischen Analyse waren Tumorprogression und 5-Jahres-Überlebenszeiten. Signifikanzberechnungen erfolgten uni- und multivariat. **Ergebnisse:** 20% (19/94) der Karzinome waren CgA-positiv, 7% (7/94) waren Syn-positiv, 3% (3/94) waren NSE-positiv. Bei der Mehrzahl (68/94, 72%) ließ sich keine Expression der neuroendokrinen Marker nachweisen, in nur 3 Fällen (3%) waren zwei Marker nachweisbar. Die CgA-Expression war signifikant mit dem Alter und dem Grading assoziiert (jeweils $p = 0{,}03$). Der mittlere ki-67-Markierungsindex bei CgA-positiven Tumoren lag bei 0,48. Nach einem mittleren Follow-up von 50 Monaten kam es bei 14 Patienten (15,4%) zu einer Tumorprogression: Lokalrezidiv (n = 6, davon isoliert n = 2 bzw. mit Fernmetastasen n = 4) bzw. metachrone Fernmetastasen (n = 12, davon n = 8 ohne Lokalrezidiv). Es bestand keine Korrelation der neuroendokrinen Differenzierung hinsichtlich einer Tumorprogression. Die Inzidenz von metachronen Fernmetastasen hingegen war signifikant mit dem Tumorstadium, der Invasionstiefe, dem präoperativen CEA-Wert und der CgA-Expression (23,5% bei CgA-positiven vs. 5,9% bei CgA-negativen Tumoren; $p = 0{,}02$) assoziiert. Jedoch bestand keine Korrelation der neuroendokrinen Marker mit den 5-Jahres-Überlebensraten. 89,5% (17/19) der CgA-positiven Tumoren zeigten eine erhöhte ki-67-Proliferationsaktivität (mehr als 40% der Tumorzellen, Index > 0,4). **Schlussfolgerung:** Die eigenen Ergebnisse zeigen eine prognostische Bedeutung von CgA für die Inzidenz von metachronen Fernmetastasen nach kurativer Resektion beim Rektumkarzinom, wobei die CgA-positiven Tumoren eine hohe Proliferationsaktivität (ki-67) aufweisen.

*This work was presented at the 83th Congress of Bavarian Surgeons, Regensburg, Germany, July 19–21, 2006.

KARGER

Fax +49 761 4 52 07 14
E-mail Information@Karger.de
www.karger.com

Accessible online at:
www.karger.com/cga

PD Dr. med. Oliver Schwandner
Klinik für Chirurgie
Caritas-Krankenhaus St. Josef
Landshuter Straße 65, 93053 Regensburg, Germany
Tel. +49 941 78233-05, Fax -45
E-mail oschwandner@caritasstjosef.de

Introduction

Within the last decade, surgical quality and prognosis after curative resection for rectal cancer has been improved, and, with the introduction of total mesorectal excision (TME) and multimodal therapeutic strategy, local recurrence rates could be decreased [1, 2]. As there is a considerable correlation between local tumor control and survival rate, the goal of rectal cancer surgery is to prevent local recurrence [3]. However, the use of TME in surgery for rectal cancer has failed to significantly decrease the incidence of distant metastases. Therefore, the question whether 'new' prognostic factors related to tumor biology can help to determine patients at risk of poor prognosis is a major challenge of surgical research [4]. Previously, it has been demonstrated that tumor biology, e.g. apoptosis, cell cycle, or tumor suppressor genes such as p53, plays a dominant role in rectal cancer, particularly with regard to tumor progression [5, 6].

At present, we have focused on the role of neuroendocrine differentiation in primary rectal adenocarcinoma to elucidate the incidence of the traditional neuroendocrine markers chromogranin A (CgA), synaptophysin (Syn), and neuron-specific enolase (NSE). As neuroendocrine cells are widely distributed throughout the human body and are found particularly in the gastrointestinal tract, it was the aim of this study to evaluate their prognostic impact in primary rectal adenocarcinoma. Moreover, we tried to elucidate the role of proliferation in these tumors, correlating positive neuroendocrine differentitation with immunostaining of ki-67.

Patients and Methods

Patients and Tumors

To provide a homogenous population of patients with primary rectal cancer, only rectal adenocarcinoma patients were included in whom curative resection with TME, completed adjuvant radiochemotherapy related to stage (UICC II and III) and complete intrainstitutional follow-up were done. Exclusion criteria for the current study were mucinous or neuroendocrine carcinomas, rectal cancer associated with ulcerative colitis, familial adenomatous polyposis or hereditary nonpolyposis colorectal cancer, neoadjuvant therapy, carcinomas treated by local excision, and patients with metachronous second malignancies of other origin.

An adenocarcinoma was considered as primary rectal carcinoma if it was located within 16 cm from the anal verge. Clinical and histopathological data were obtained from the prospective rectal cancer registry database and included age, gender, tumor site, UICC stage, histological differentiation (well, moderately, and poorly differentiated), depth of invasion (pT status), lymph node status, preoperative serum carcinoembryonic antigen (CEA) level (normal <5 ng/ml; increased 5–20 ng/ml), and follow-up information regarding recurrence (local and distant) and survival (disease-free and overall).

End points of the prognostic analysis (91 patients; 3 patients died within 30 days after surgery) were local recurrence, metachronous distant metastasis and 5-year survival (disease-free and overall).

Between January 1996 and November 2002, 94 patients with rectal cancer were identified to met the inclusion criteria. There were 54 men and 40 women, with a mean age of 67.2 (range 32–92) years. According to TNM classification (UICC, 1997), 20.2% (19/94) of the tumors were UICC stage I, 41.5% (39/94) stage II, 35.1% (33/94) stage III und 3.2% (3/94) stage IV. Of the 94 rectal carcinomas studied, the minority of tumors (30.8%) were composed of pT1 and pT2 (pT1 n = 7; pT2 n = 22), whereas the majority (69.2%) were pT3 and pT4 (pT3 n = 60; pT4 n = 5). In 88.3% of curative resections (n = 83), a sphincter-preserving procedure (low anterior resection) was performed, whereas in 11 patients an abdominoperineal excision of the rectum was necessary.

Surgery and Follow-up

A standardized oncological technique was used in all patients, including high ligation of the inferior mesenteric artery directly at the aorta proximally to the origin of the left colic artery. Resections with curative intent involved en bloc resection of macroscopic disease. Rectal mobilization was performed along anatomical planes, TME was mandatory for carcinomas of the middle or lower rectum, and restoration of continuity was performed by double-stapling technique. Technical details have been described previously [7]. Following R0 resection, patients with UICC stage II or III (pT3/4 and/or pN+) underwent adjuvant therapy including radiotherapy with concurrent chemotherapy (5-fluorouracil, folinic acid). All patients were followed up prospectively at our institution in a standardized follow-up program. Recurrence was considered either anastomotic (endoluminal at the anastomotic site), regional (in the region of resection, or in the pelvis), or distant (metastases in all other sites, e.g. liver, lung or peritoneal carcinomatosis). For end point analysis, tumor progression included local (anastomotic and regional) and distant recurrence. Additionally, follow-up information included disease-free survival, overall survival, and cancer-related death, and data collected were entered prospectively into the rectal cancer registry database. Mean follow-up was 50 (range 30–108) months.

Tissue Samples

Formalin-fixed, paraffin-embedded tissue samples of rectal cancer (kindly provided by Professor A.C. Feller, Institute of Pathology, University Hospital Schleswig-Holstein, Campus Lübeck) were cut in sections of 4 µm, mounted on Superfrost Plus® slides (Menzel, Braunschweig, Germany), and dried overnight at 56 °C. Representative sections were stained with hematoxylin-eosin prior to immunostaining to ensure that the slides contain predominantly tumor tissue as regions of interest.

Immunohistochemistry

The slides were dewaxed in xylene, rehydrated in graded alcohol, and pretreated for antigen retrieval in 10 mmol/l citrate buffer (pH 6.0) in a microwave oven for 15 min at 700 W (antigen retrieval for CgA and Syn), and left in the buffer to cool to room temperature. After quenching endogenous peroxidase activity with Peroxidase Blocking Reagent (DakoCytomation, Glostrup, Denmark) for 10 min, non-specific binding of the antibody was blocked by Protein Block Serum-Free (DakoCytomation) for 10 min. The primary antibodies used in this study were monoclonal mouse antibodies for CgA (clone DAK-A3) and NSE (clone BBS/NC/VI-H14 and polyclonal rabbit antibody for Syn (DakoCytomation). Incubation with the primary antibody diluted in Antibody Diluent (DakoCytomation) (CgA 1:75, Syn 1:65, NSE 1:130, ki-67 1:60) was carried out for 30 min in a humid chamber at 4 °C. For subsequent staining, the EnVision®+ two-step-visualization technique (DakoCytomation) was used. 3-Amino-9-ethylcarbazole was used as chromogene, and slides were counterstained with hematoxylin. Negative control sections were processed routinely by replacing the primary antibodies with monoclonal mouse antibodies IgG2b (CgA) and IgG (Syn, NSE) (DakoCytomation). Positive controls were routinely processed from normal colon mucosa by staining of physiologic neuroendocrine cells or nerval plexus, if adjacent normal mucosa as internal control was lacking. To assess proliferation, all sections were counterstained for ki-67 (clone MIB-1, dilution 1:60). Technique of

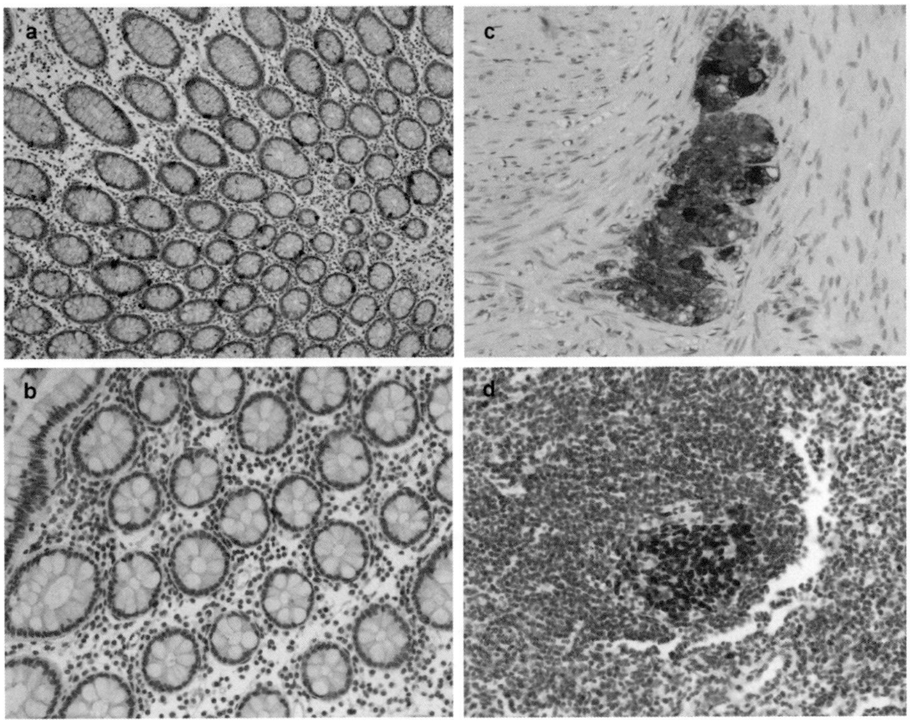

Fig. 1. Positive controls processed routinely by immunohistochemistry. **a** Cytoplasmatic staining of CgA (neurosecretoric granula) of normal colonic mucosa (magnification × 100), **b** cytoplasmatic staining of Syn (presynaptic vesicles) of normal colonic mucosa (magnification × 200), **c** staining of NSE (myenteric plexus) in normal colonic mucosa (magnification × 200), **d** nuclear staining of ki-67 in normal human tonsil (magnification × 200).

immunostaining for ki-67 has been described previously [8]. For ki-67 immunostaining, normal tonsil was stained as positive control. Representative positive controls for expression of neuroendocrine markers and ki-67 expression are shown in Figure 1.

Assessment of Protein Expression and ki-67 Staining Index

For assessment of neuroendocrine markers, sections with immunostaining signals in more than 2% (low expression) and 10% (high expression) of carcinoma cells were judged as being positive by light microscopy. In every tumor, at least 1,000 cells per section were counted in five randomly selected high-power fields (magnification × 200) using square grids. Only positive tumor cells (cytoplasmatic staining of neuroendocrine markers) were counted, whereas stromal cells, endothelial cells, and regions of inflammation or tumor necrosis were not judged as positive expression. In terms of ki-67 (nuclear staining), the ki-67 staining index was calculated as the ratio of the total number of ki-67-positive tumor cells to the total number of tumor cells × 100. All slides were examined and scored independently by two observers in blinded fashion without knowledge of clinical or histopathological data at the time of assessment. Tumors in which results diverged initially were reevaluated in order to reach consensus.

Statistical Analysis

Univariate analysis (chi-square and Student's t tests) examined whether immunohistochemical variables were correlated with clinicopathological data and could be used to predict recurrence or survival. For multivariate analysis, logistic regression analysis was performed to determine independent factors predictive of recurrence (NCSS® software package, Kaysville, UT, USA). Survival curves were calculated by Kaplan-Meier estimation (SPSS® software package, Chicago, IL, USA). The log-rank test was used to compare Kaplan-Meier survival curves. Deaths due to unknown causes or related to causes other than rectal cancer were treated as censored observations at the time of death. Statistically significant variables assessed by univariate log-rank comparison were entered into the proportional hazards model (NCSS). Statistical significance was accepted at the 5% level ($p < 0.05$ statistically significant).

Results

Association of Clinicopathological and Immunhistochemical Variables

Of the 94 rectal cancer specimens studied, 20% (19/94) were CgA-positive, 7% (7/94) were Syn-positive, and 3% (3/94) were NSE-positive (fig. 2). No expression of neuroendocrine markers was documented in the majority of carcinomas (72%, 68/94), whereas 28% (26/94) showed at least expression of one neuroendocrine marker. There was no carcinoma which expressed all three markers, and only 3% (3/94) showed a combination of at least two markers.

Neither for Syn nor for NSE any significant association with clinical or histopathological variables such as age, gender, tumor stage, depth of invasion (pT status), nodal status or tumor differentiation could be found. However, expression of CgA significantly correlated with age (28% CgA-positive in patients younger than 70 years vs. 10% CgA-positive in patients older than 70 years; $p = 0.03$) and differentiation (15% CgA-positive in G1+2 vs. 36% CgA-positive in G3; $p = 0.03$). No correlation was documented for the neuroendocrine markers themselves.

Association with Recurrence and Survival

Within a mean follow-up of 50 months, tumor progression occurred in 14 patients (15.4%): 2 patients had local recurrences (isolated), 4 patients suffered from combined recurrence (local and distant) and 8 patients had metachronous distant metastases without any evidence of local recurrence. No re-

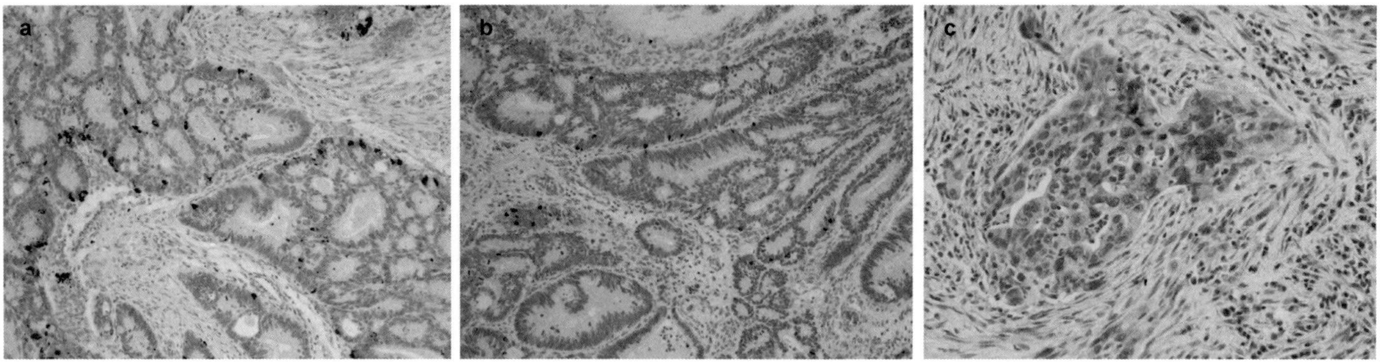

Fig. 2. Positive expression for **a** CgA, **b** Syn and **c** NSE in primary rectal cancer (magnification × 100).

Table 1. Clinicopathologic variables and immunohistochemical features related to recurrence (local and distant)

Variables	Categories	n	Cases without recurrence (n = 77)	Cases with recurrence (n = 14)	p value (chi-square)
Age	<70 years	54	46 (85.2%)	8 (14.8%)	NS
	≥70 years	37	31 (83.8%)	6 (16.2%)	
Gender	male	52	47 (90.4%)	5 (9.6%)	NS (0.078)
	female	39	30 (76.9%)	9 (23.1%)	
Type of curative surgery[a]	LAR	80	70 (87.5%)	10 (12.5%)	NS
	APE	10	7 (70.0%)	3 (30.0%)	
Tumor stage	UICC I	19	18 (94.7%)	1 (5.3%)	0.020
	UICC II	36	31 (86.1%)	5 (13.9%)	
	UICC III	33	27 (81.8%)	6 (18.2%)	
	UICC IV	3	1 (33.3%)	2 (66.7%)	
Grading	G1+2	70	60 (85.7%)	10 (14.3%)	NS
	G3	21	17 (81.0%)	4 (19.0%)	
Depth of invasion	pT1+2	29	27 (93.1%)	2 (6.9%)	NS
	pT3+4	62	50 (80.6%)	12 (19.4%)	
Nodal status	negative	55	49 (89.1%)	6 (10.9%)	NS
	positive	36	28 (77.8%)	8 (22.2%)	
Preoperative CEA[a]	normal	62	55 (88.7%)	7 (11.3%)	0.035
	increased	15	10 (66.7%)	5 (33.3%)	
CgA	negative	64	64 (87.7%)	9 (12.3%)	NS
	positive	13	13 (72.2%)	5 (27.8%)	
Syn	negative	84	71 (84.5%)	13 (15.5%)	NS
	positive	7	6 (85.7%)	1 (14.3%)	
NSE	negative	88	74 (84.1%)	14 (15.9%)	NS
	positive	3	3 (100%)	0 (0%)	
CgA+Syn+NSE	all negative	66	57 (86.4%)	9 (13.6%)	NS
	min. 1 positive	25	20 (80.0%)	5 (20.0%)	

APE = Abdominoperineal excision (one patient with multivisceral resection not included); LAR = low anterior resection; NS = statistically not significant (p>0.05).
[a]Patients without available CEA level not included.

Table 2. Significant clinicopathologic variables and immunohistochemical features related to the incidence of metachronous distant metastases by univariate analysis (local recurrence excluded)

Variables	Categories	Incidence of distant recurrence (without local recurrence)	p value (chi square)
Tumor stage[a]	UICC I	0 (0%)	
	UICC II	2 (6.1%)	0.03
	UICC III	4 (12.9%)	
	UICC IV	2 (66.7%)	
Depth of invasion[a]	pT1+2	0 (0%)	
	pT3+4	8 (13.8%)	0.04
Preoperative CEA[b]	normal	4 (6.8%)	
	increased	4 (28.6%)	0.02
CgA	negative	4 (5.9%)	
	positive	4 (23.5%)	0.02

[a]Also statistically significant in multivariate Cox regression analysis.
[b]Patients without available CEA level not included.

currence (neither local nor distant) occurred after curative resection for pT1 rectal adenocarcinoma. As outlined in table 1, univariate analysis by chi-square test showed no significant association between the expression of CgA, Syn and NSE and the incidence of tumor progression. By univariate analysis, only UICC tumor stage and preoperative CEA serum level were significantly associated with tumor progression (table 1). Focusing solely on distant recurrence (local recurrence excluded), the incidence of metachronous distant metastases was significantly associated with UICC stage, depth of invasion, preoperative CEA serum level, and CgA expression (table 2). The incidence of metachronous distant metastases was increased in CgA-positive tumors when compared to CgA-negative carcinomas. However, no association was demonstrated for Syn or NSE. In multivariate regression analysis, only UICC stage was independently predictive of the incidence of distant recurrence, whereas all other factors failed to show an independent relation.

As shown in table 3, focusing on survival prognosis, the expression of the neuroendocrine markers CgA, Syn and NSE did not show any significant relation with disease-free or overall survival. By univariate analysis with log-rank comparison, UICC stage, depth of invasion (disease-free and overall 5-year survival 100% after resection of pT1 cancer) and CEA level were significantly related to both disease-free and overall survival (table 3). However, these variables were not identified as independent factors predictive of survival by multivariate proportional hazards analysis ($p > 0.05$). Kaplan-Meier curves of neuroendocrine markers and UICC stage are shown in figure 3.

Association of CgA with Ki-67

Derived from the observation of a positive correlation of CgA with tumor differentiation (15% CgA-positive in G1+2 vs. 36% CgA-positive in G3; $p = 0.03$) and from the prognostic impact of positive CgA expression on the incidence of metachronous distant metastases, all CgA-positive tumors (n = 19) were specifically assessed for ki-67 expression (fig. 4). The majority of CgA-positive tumors (89.5%, 17/19) showed a concurrent high expression of ki-67 antigen of more than 40% of tumor cells (staining index > 0.4). The mean ki-67 staining index was 0.48 in tumors with CgA positivity, and only two tumors (10.5%, 2/19) showed a low Ki-67 staining index (staining index < 0.4). No correlation was documented for the quality of positive CgA expression (low vs. high) and ki-67 expression ($p > 0.05$). Specific data on these tumors are outlined in table 4.

Discussion

Neuroendocrine cells are widely distributed throughout the human body and are found particularly in the gastrointestinal tract. Despite the fact that the gastrointestinal tract has the largest population of neuroendocrine cells, neuroendocrine carcinomas of the colon and rectum are rare and represent less than 1% of all colorectal carcinomas [9, 10]. For neuroendocrine carcinomas, the presence of neurosecretory granulas in the cytoplasm of tumor cells is typical, and the 'classic' neuroendocrine markers are CgA, Syn, and NSE. In comparison to primary colorectal adenocarcinoma, a more aggressive behavior including progression of disease has been reported [9, 10]. Focusing on this background, it was the aim of this study to evaluate the prognostic role of the 'classic' neuroendocrine markers CgA, Syn and NSE in a homogenous collective of rectal adenocarcinoma patients. Moreover, we tried to provide a potential explanation related to the 'neuroendocrine differentiation pathway' by assessment of the ki-67 staining index. To our knowledge, this is the first study assessing the expres-

Table 3. Clinicopathologic variables and immunohistochemical features related to 5-year disease-free (DFS) and 5-year overall survival (OS)

Variables	Categories	n	5-year DFS	p value (log rank)	5-year OS	p value (log rank)
Age	<70 years	54	69%	NS	81%	0.05
	≥70 years	37	60%		57%	
Gender	male	52	72%	NS	73%	NS
	female	39	59%		71%	
Type of curative surgery	LAR	80	69%	NS	76%	NS (0.081)
	APE	10	48%		45%	
Tumor stage	UICC I	19	89%		95%	<0.020
	UICC II	36	64%	<0.030	73%	
	UICC III	33	56%		59%	
Grading	G1+2	70	68%	NS	74%	NS
	G3	21	61%		65%	
Depth of invasion	pT1+2	29	84%	0.024	85%	0.036
	pT3+4	62	57%		66%	
Nodal status	negative	55	74%	NS (0.079)	81%	NS (0.073)
	positive	36	53%		58%	
Preoperative CEA[a]	normal	62	70%	0.012	74%	0.004
	increased	15	46%		43%	
CgA	negative	73	69%	NS	72%	NS
	positive	18	47%		70%	
Syn	negative	84	65%		71%	NS
	positive	7	86%	NS	83%	
NSE	negative	88	66%	NS	72%	NS
	positive	3	–		–	
CgA+Syn+NSE	all negative	66	68%	NS	71%	NS
	min. 1 positive	25	56%		75%	

APE = Abdominoperineal excision (one patient with multivisceral resection not included); LAR = low anterior resection; NS = statistically not significant ($p > 0.05$).
[a]Patients without available CEA level not included.

sion and determining the prognostic relevance of neuroendocrine markers solely for rectal adenocarcinoma.

Reflecting the published data on the prognostic significance of neuroendocrine differentiation assessed by immunostaining, the results are divergent. Some authors clearly demonstrated a prognostic relevance of neuroendocrine differentiation in colorectal adenocarcinoma [11–17], others did not [18–20]. One reason for the reported discrepancies may be associated with the inclusion of different localization of carcinomas (e.g. colon and rectum), the inclusion of different grades of adenocarcinomas (e.g. analysis of poorly or undifferentiated carcinomas), the assessment of inhomogeneous collectives (e.g. curative and palliative intent), and, finally, the lack of combined immunostaining of all relevant neuroendocrine markers.

Grabowski and colleagues [11, 12] clearly demonstrated that there is a significant correlation between neuroendocrine features (CgA, Syn) stained by immunohistochemistry and a poor survival prognosis in 116 consecutive patients with UICC stage III and IV colorectal cancer. Recently, they provided evidence that the assessment of neuroendocrine differentiation in combination with the p53/BAX pathway is a valuable tool to identify patients with poor prognosis in colorectal adenocarcinoma [13]. Accordingly, Syversen and collegues [14] also demonstrated a poorer survival prognosis in patients with positive expression of neuroendocrine markers (CgA, NSE). These results are in accordance to the published data of Atasoy and collegues [15] who also reported a poorer prognosis in CgA-positive colorectal cancer. Moreover, the results of Hamada and collegues [16] indicated that neuroendocrine dif-

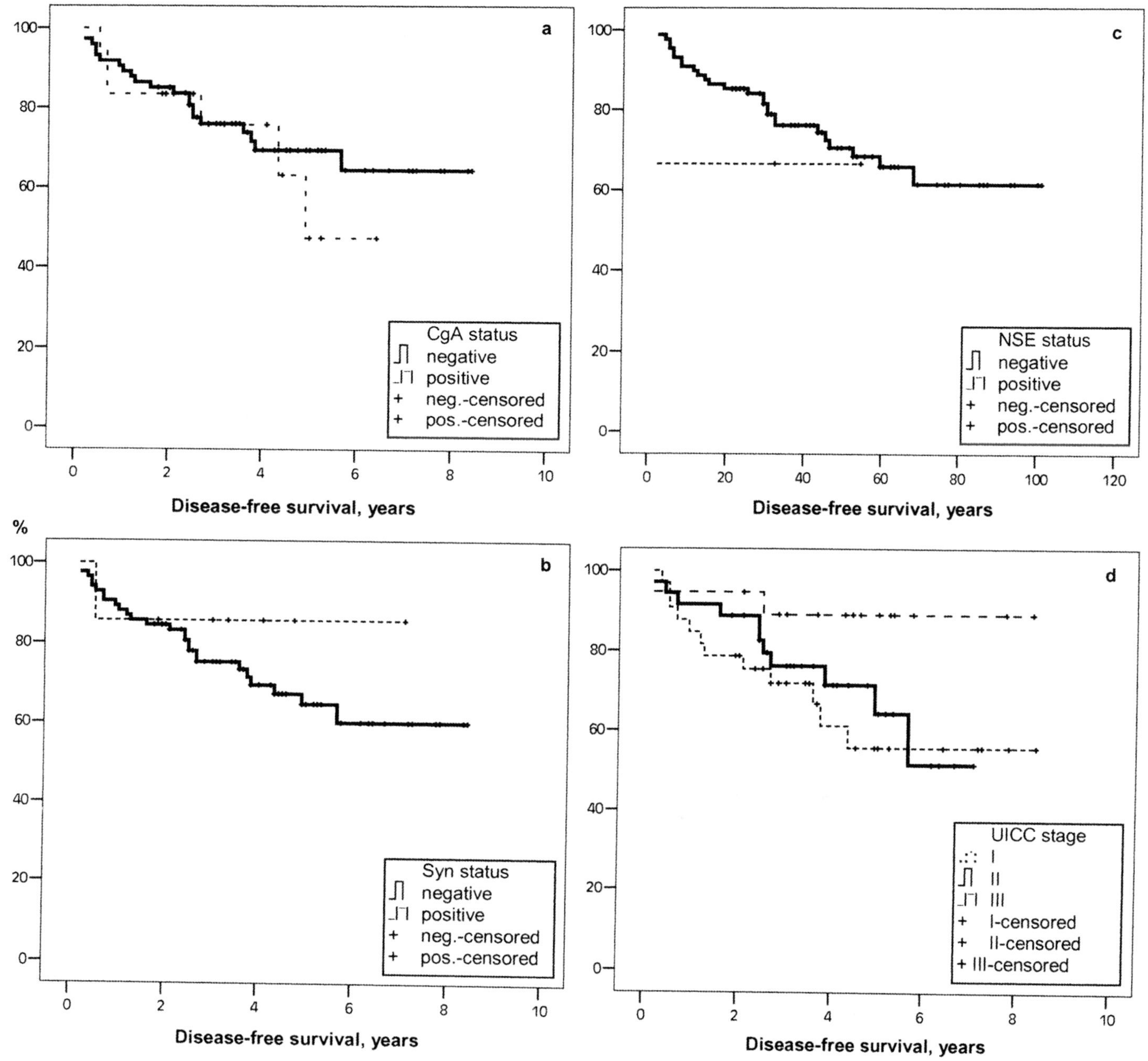

Fig. 3. Kaplan-Meier survival curves according to **a** CgA expression, **b** Syn expression, **c** NSE expression and **d** UICC stage.

ferentiation is an independent prognostic factor in patients with primary colorectal cancer, defining a poor survival time in positive immunoreactivity for CgA.

Compared to the published data, the current results of our study failed to show a statistically significant association of neuroendocrine differentiation, including immunhistochemical assessment of CgA (as marker for the large dense core vesicles), Syn (as constituent of the small synaptic vesicles) and NSE, with 5-year survival prognosis (neither disease-free nor overall survival). Of the 94 rectal carcinomas studied, 20% (19/94) were CgA-positive, 7% (7/94) were Syn-positive, and 3% (3/94) were NSE-positive. No expression of neuroendocrine markers was documented in the majority of carcinomas (72%, 68/94). There was no carcinoma which expressed all three markers, and only 3% (3/94) showed a combination of at least two markers. On the first view, these figures on positive expression seem to be below the published data with mean positive expression rates of neuroendocrine differentiation between 30 and 40% [13–17]. However, analyzing our detection rates in detail, the detection rates seem to be in the range, as we excluded undifferentiated or mucinous adenocarcinomas from our analysis.

Table 4. Specific association of CgA-positive tumors (n = 19) related to clinicopathological factors, prognosis and ki-67 staining index

No.	UICC	Grading stage	CgA expression	Number of cells studied	Number of ki-67-positive cells	ki-67 staining index
1	2	G2	high	1,031	659	0.639
2	3	G3	high	1,014	583	0.575
3	3	G2	low	1,049	272	0.259
4	2	G2	low	1,023	142	0.139
5	1	G2	low	1,043	429	0.411
6	3	G3	low	1,036	421	0.406
7	2	G2	high	1,018	408	0.401
8	3	G2	low	1,018	555	0.545
9	3	G2	high	1,019	427	0.419
10	1	G2	high	1,058	490	0.463
11	2	G3	high	1,037	587	0.566
12	2	G2	high	1,041	546	0.524
13	2	G2	low	1,026	418	0.407
14	1	G2	high	1,029	602	0.585
15	3	G3	low	1,021	582	0.571
16	2	G3	low	1,029	733	0.712
17	3	G3	high	1,034	426	0.412
18	2	G3	high	1,033	714	0.691
19	2	G3	low	1,023	398	0.489

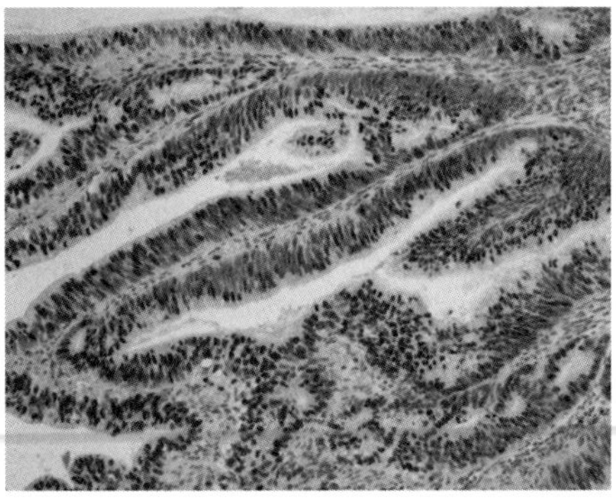

Fig. 4. ki-67 expression in CgA-positive rectal carcinoma (magnification × 100).

In terms of recurrence, our data indicate that only UICC stage and preoperative CEA serum level were significantly associated with tumor progression, whereas the neuroendocrine markers failed to show any correlation. However, focusing solely on distant recurrence, the incidence of metachronous distant metastases was significantly associated with UICC stage, depth of invasion, preoperative CEA serum level, and CgA expression, whereas no association was demonstrated for Syn or NSE.

To give a potential explanation for this phenomenon of an increased risk for distant recurrence with positive CgA expression, we counterstained the tumors with ki-67 to reflect the proliferation status. According to our results, the majority of CgA-positive tumors (89.5%, 17/19) showed a concurrent high expression of ki-67 antigen of more than 40% of tumor cells (staining index > 0.4); this was in contrast to the CgA-negative tumors in which only 68% showed a staining index of more than 0.4 ($p < 0.05$). The mean ki-67 staining index was 0.48 in tumors with CgA positivity, and only two tumors (10.5%, 2/19) showed a low Ki-67 staining index (staining index < 0.4). Therefore, the higher ki-67 staining indices in these tumors could be the key to an increased tumor aggressiveness in these subgroup. However, due to the small number of rectal adenocarcinomas studied, this hypothesis is not generally conclusive and must be further evaluated within a larger series.

Conclusions

Immunohistochemical assessment of the neuroendocrine markers CgA, Syn and NSE had no prognostic impact on 5-year survival rates. However, our results indicate that the expression of the neuroendocrine marker CgA in primary rectal cancer has a prognostic significance for the ocurrence of metachronous distant metastases. It seems that the increased proliferation (assessed by ki-67 staining index) could play a crucial pathway in a homogenous collective of curatively resected rectal adenocarcinomas.

Acknowledgements

The authors thank Prof. Dr. A.C. Feller, Director of the Institute of Pathology, University Hospital Schleswig-Holstein, Campus Lübeck, for providing tissue blocks. We also thank Mrs. G. Grosser-Pape, U. Windhoevel and M. Duchrow for technical and theoretical assistance in the Surgical Research Laboratory, Mrs. C. Killaitis, Department of Surgery, for processing the computerized registry database of rectal cancer, and Dr. H. Paul, Institute of Statistics and Mathematic Economy Research, University of Augsburg, Germany, for independent data analysis and statistical evaluation.

References

1 Ritz JP, Buhr HJ: Essentielle chirurgische Standards beim Rektumkarzinom. Chir Gastroenterol 2005;21:131–136.

2 Fietkau R, Klautke G: Möglichkeiten und Entwicklungen der neoadjuvanten und adjuvanten Therapie des Rektumkarzinoms. Chir Gastroenterol 2005;21:119–129

3 Ptok H, Marusch F, Gastinger I, Lippert H: Frühpostoperative Ergebnisqualität in der Chirurgie des Rektumkarzinoms in Abhängigkeit von der Fallzahl in der Klinik. Chir Gastroenterol 2005;21: 171–176.

4 McWilliams RR, Erlichman C. Novel therapeutics in colorectal cancer. Novel therapeutics in colorectal cancer. Dis Colon Rectum 2005;48:1632–1650.

5 Schwandner O, Schiedeck TH, Bruch HP, Duchrow M, Windhoevel U, Broll R: Apoptosis in rectal cancer: prognostic significance in comparison with clinical, histopathologic, and immunohistochemical variables. Dis Colon Rectum 2000;43:1227–1236.

6 Schwandner O, Bruch HP, Broll R: p21, p27, cyclin D1, and p53 in rectal cancer: immunohistology with prognostic significance? Int J Colorectal Dis 2002; 17:11–19.

7 Bruch HP, Schwandner O, Keller R, Farke S, Schiedeck TH: Surgical therapy of rectal carcinoma. Chirurg 2003;74:905–914.

8 Duchrow M, Ziemann T, Windhoevel U, Bruch HP, Broll R: Colorectal carcinoma with high MIB-1 labelling indices but low pKi67 mRNA levels correlate with better prognostic outcome. Histopathology 2003;42:566–574.

9 Saclarides TJ, Szeluga D, Staren ED: Neuroendocrine cancers of the colon and rectum: results of a ten-year experience. Dis Colon Rectum 1994; 37:635–642.

10 Bernick PE, Klimstra DS, Shia J, Minsky B, Saltz L, Shi W, Thaler H, Guillem J, Paty P, Cohen AM, Wong WD: Neuroendocrine carcinomas of the colon and rectum. Dis Colon Rectum 2004;47: 163–169

11 Grabowski P, Schindler I, Anagnostopoulos I, Foss HD, Riecken EO, Mansmann U, Stein H, Berger G, Buhr HJ, Scherubl H: Neuroendocrine differentiation is a relevant prognostic factor in stage III-IV colorectal cancer. Eur J Gastroenterol Hepatol 2001;13:405–411.

12 Grabowski P, Schonfelder J, Ahnert-Hilger G, Foss HD, Heine B, Stein H, Berger G, Zeitz M, Scherubl H: Expression of neuroendocrine markers: a signature of human undifferentiated carcinoma of the colon and rectum. Virchows Arch 2002;441: 256–263.

13 Grabowski P, Sturm I, Schelwies K, Maaser K, Buhr HJ, Dorken B, Zeitz M, Daniel PT, Scherubl H: Analysis of neuroendocrine differentiation and the p53/BAX pathway in UICC stage III colorectal carcinoma identifies patients with good prognosis. Int J Colorectal Dis 2006;21:221–230.

14 Syversen U, Halvorsen T, Marvik R, Waldum HL: Neuroendocrine differentiation in colorectal carcinomas. Eur J Gastroenterol Hepatol 1995;7: 667–674.

15 Atasoy P, Ensari A, Demirci S, Kursun N: Neuroendocrine differentiation in colorectal carcinomas: assessing its prognostic significance. Tumori 2003;89:49–53.

16 Hamada Y, Oishi A, Shoji T, Takada H, Yamamura M, Hioki K, Yamamoto M: Endocrine cells and prognosis in patients with colorectal carcinoma. Cancer 1992;69:2641–2646.

17 De Bruine AP, Wiggers T, Beek C, Volovics A, von Meyenfeldt M, Arends JW, Bosman FT: Endocrine cells in colorectal adenocarcinomas: incidence, hormone profile and prognostic relevance. Int J Cancer 1993;54:765–771.

18 Ferrero S, Buffa R, Pruneri G, Siccardi AG, Pelagi M, Lee AK, Coggi G, Bosari S: The prevalence and clinical significance of chromogranin-A and secretogranin II immunoreactivity in colorectal adenocarcinomas. Virchows Arch 1995;426:587–592.

19 Mori M, Mimori K, Kamakura T, Adachi Y, Ikeda Y, Sugimachi K: Chromogranin positive cells in colorectal carcinoma and transitional mucosa. J Clin Pathol 1995;48:754–758.

20 Secco GB, Campora E, Fardelli R, Lapertosa G, DeLucchi F, Gianquinto D, Bonfante P: Chromogranin-a expression in neoplastic neuroendocrine cells and prognosis in colorectal cancer. Tumori 1996;82:390–393.

Chirurgische Gastroenterologie Interdisziplinär

Case Report · Fallbericht

Chir Gastroenterol 2007;23:408–410
DOI 10.1159/000102603

Online publiziert: 2. November 2007

Ruptured Hepatic Artery Aneurysm: A Rare Fatal Cause of Obstructive Jaundice

Cengiz Yılmaz[a] Ahmet Ersan[a] Nazif Erkan[b] Bahar Kuvaki[c]

[a] Department of Radiology,
[b] Department of Surgery, Izmir Training and Research Hospital,
[c] Department of Anesthesiology, Dokuz Eylul University, Izmir, Turkey

Key Words
Hepatic artery · Aneurysm · Jaundice

Summary
Background: Hepatic artery aneurysms (HAA) are rare vascular lesions, often with a nonspecific clinical presentation and difficult to diagnose before rupture. We present a case of radiologically diagnosed ruptured HAA that cause obstructive jaundice. **Case Report:** A 56-year-old woman presented with a 2-month history of upper abdominal pain and progressive jaundice. Physical examination showed hypotension, tachycardia, icteric sclera, pale conjunctiva, epigastric tenderness, and hypoactive bowel sound. Laboratory findings were compatible with obstructive jaundice. Abdominal ultrasonography revealed a cyst-like lesion at the porta hepatis and dilated intrahepatic biliary ducts. Subsequently, contrast-enhanced CT of the upper abdomen showed a well-circumscribed lesion with a density similar to that of the contrast medium-filled abdominal aorta suggesting aneursym of the hepatic artery, and a perianeurysmal hypodensity reflecting leakage of the ruptured aneurysm. During the radiological procedure, the patient's condition deteriorated. Angiography was planned but could not be performed due to technical problems. Thereafter, emergency operation was done 5 h after admission, but the patient died intraoperatively due to massive intraabdominal bleeding. **Conclusion:** HAA is a rare vascular lesion that should be considered in cases of unexplained obstructive jaundice.

Schlüsselwörter
Arteria hepatica · Aneurysma · Ikterus

Summary
Hintergrund: Aneurysmen der Viszeralarterien sind selten. Symptomatische Aneurysmen verursachen Beschwerden und Symptome, die durch eine Kompression benachbarter Organe und Strukturen, durch lokale Thrombosen oder periphere Embolien bedingte ischämische Organschädigungen oder durch die Komplikation der Aneurysmenruptur hervorgerufen werden. In der vorliegenden Arbeit präsentieren wir den Fall eines radiologisch diagnostiziertem Aneurysmas der Arteria hepatica mit der Symptomatik eines Verschlussikterus. **Fallbericht:** Eine 56-jährige Patientin wurde in unsere Klinik mit Oberbauchschmerzen und progressivem Ikterus während der letzten 2 Monate eingewiesen. Bei der körperlichen Untersuchung wurden ein Ikterus, eine Hypotension, eine Tachykardie, eine Druckempfindlichkeit des Oberbauchs und hypoaktive Darmgeräusche festgestellt. Laborchemische Befunde waren ähnlich denen eines Verschlussikterus. Die abdominelle Ultraschalluntersuchung zeigte eine zystenähnliche Läsion an der Porta hepatis und dilatierte intrahepatische Gallenwege. Eine CT des Oberbauchs zeigte eine gut umgrenzte Läsion, die isodens mit der kontrastgefüllten abdominalen Aorta mit Verdacht auf ein Aneurysma der A. hepatica war, und einem hypodensen perianeurysmalen Bereich, der auf eine Leckage eines rupturierten Aneurysmas hinwies. Während der radiologischen Untersuchung verschlechterte sich der Zustand der Patientin. Eine Angiographie für eine Embolisation wurde geplant, konnte jedoch aus technischen Gründen nicht durchgeführt werden. Danach wurde eine Notfalloperation durchgeführt, während der die Patientin wegen massiver intraabdomineller Blutungen verstarb. **Schlussfolgerung:** AAH ist eine seltene Gefä_läsion, die bei einem Verschlussikterus unklarer Genese in Betracht gezogen werden sollte.

KARGER

Fax +49 761 4 52 07 14
E-mail Information@Karger.de
www.karger.com

Accessible online at:
www.karger.com/cga

Nazif Erkan, MD
14 Sok.No: 18/14 35350
Uckuyular Izmir, Turkey
Tel. +90-505 5307807, Fax -232.261444
E-mail naziferkan2002@hotmail.com

Introduction

Hepatic artery aneurysms (HAA) are rare vascular lesions sometimes found incidentally during abdominal imaging. They account for 16–20% of all visceral artery aneurysms. This type of lesion was first described by Wilson in 1809 [1]. 60% of the aneurysms are true and 40% are false. The natural history of HAA is unclear. Of the hepatic artery aneurysms, extrahepatic aneurysms occur 4 times more frequently than intrahepatic lesions, with two thirds of the extrahepatic lesions arising from the common hepatic artery [2, 3]. Herein we present a ruptured HAA that cause obstructive jaundice and death of the patient.

Case Report

A 56-year-old woman presented with a 2-month history of upper abdominal pain and a 2-week history of progressive jaundice. The pain was constant and unrelated to meals. There was no history of vomiting, hematemesis, weight loss, surgery, or trauma. On physical examination, she was icteric and had right upper abdominal tenderness. Her blood pressure was 90/60 mm Hg, and her pulse rate was 120 beats/min. Bowel sounds were decreased. Laboratory findings on admission revealed leukocytosis, a hemoglobin level of 9.0 g/dl, and a platelet count of 220,000/mm^3. Additional biochemical tests showed an increased level of total bilirubin and direct bilirubin amounting to 9.5 mg/dl and 7.0 mg/dl, respectively. A mild increase in liver enzymes was also observed. The renal function tests were within normal limit. Abdominal ultrasonography (USG) revealed a cyst-like lesion 4 × 3 cm in size at the porta hepatis impressing the anterior part of common bile duct, and dilated intrahepatic biliary ducts. Helical contrast-enhanced abdominal CT was performed 1 h after ultrasonography. It showed a well-circumscribed lesion with a density similar to that of the contrast medium-filled abdominal aorta suggesting aneursym of the common hepatic artery, and a perianeurysmal hypodensity reflecting leakage of the ruptured aneurysm and dilated intrahepatic bile ducts (fig. 1). During that radiological procedure, the patient's condition get worse. Angiography was planned but could not be performed due to technical problems. Thereafter, emergency operation was done 5 h after admission. At laparatomy massive fresh blood in the peritoneal cavity and a rupture of the extrahepatic segment of the hepatic artery was found. The aneurysm was oversewn, but the patient could not be saved and died due to excessive intraabdominal hemorrhage.

Discussion

HAA is not initially diagnosed in many cases because of its rarity and lack of unique symptomatology. The average age is 40 (10–83) years, and the male to female ratio is 2:1. In the past, mycotic aneurysms were the most common cause of HAA. Now atherosclerosis is the most prevalent etiology, followed by trauma. Currently, the increase in the incidence of this vascular lesion is also related to the increasing use of percutaneous diagnostic and therapeutic procedures [1, 4]. Less common causes for HAA are vasculitis, such as polyarteritis nodosa, periarterial inflammation caused by either cholecystitis or pancreatitis, fibromuscular dysplasia, and cystic medial necrosis [4, 5]. Moreover, HAA are among the anastomotic complications of liver transplantation [6].

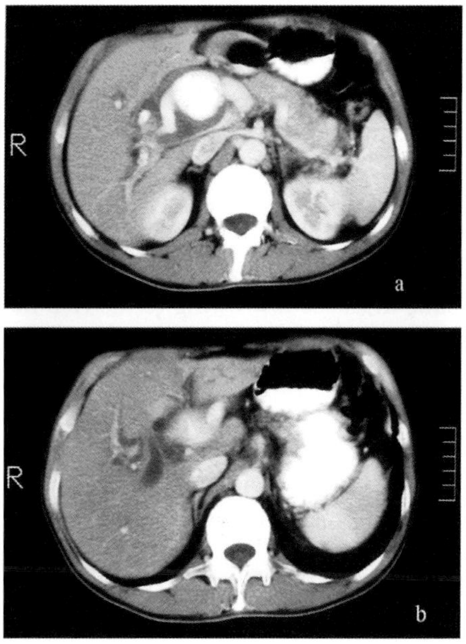

Fig. 1. Contrast-enhanced abdominal helical CT obtained during arterial phase reveals a well-circumscribed lesion with a density similar to that of the contrast medium-filled abdominal aorta suggesting aneursym of the common hepatic artery and perianeurysmal hypodensity reflecting **a** leakage of the ruptured aneurysm and **b** dilated intrahepatic bile ducts.

The presentation of HAA is acute and catastrophic. The patient may have epigastric pain or pain in the right upper quadrant which radiates to the back and suggest disorder of the gallbladder or pancreas [2, 3]. HAA is a life-threatening condition In 80% cases aneurysm rupture is the first clinical manifestation. The mortality is then about 35%. The sites of rupture include abdominal cavity, gastrointestinal tract, biliary tree, pancreatic parenchyma, pancreatic duct and portal vein with the subsequent development of arterioportal fistula, and portal hypertension. The clinical manifestation can include abdominal pain, gastrointestinal bleeding, and obstructive jaundice [4, 5, 7].

HAA diagnosis has been difficult, even at surgery, in many instances. As many as 30–50% of cases are completely unsuspected and are discovered only at autopsy. On USG, HAA appears as an unechoic or complex mass with an anechoic center located at the porta hepatis or rarely at the intrahepatic level. Abdominal CT and MRI [8] has also been useful in the diagnosis of HAA. Continuity of the mass with the hepatic artery which is isoattenuating to the aorta during the arterial phase is the key for the correct diagnosis, as it was in our case. Angiography is not only the gold standard in the diagnosis of HAA, but also serves as a guide for theraupeutic embolization in suitable cases [1, 5, 6]. Because of lack of an interventional angiographic unit at our institution, angiography could not be performed in the present case. Furthermore, the deteroriating clinical status of our patient precluded us from referring her to another hospital for angiographic confirmation of HAA.

The common causes of obstructive jaundice are biliary stone disease, periampullary lesions of the pancreas including carcinoma of the head of the pancreas, ampulla or biliary duct, biliary strictures, and pancreatitis. HAA, which presents as a cyst-like lesion in or around the porta hepatis or adjacent to a dilated duct, should be considered if biliary tract dilatation is present in the absence of any obvious cause [4, 5, 7].

In contrast to aortic aneurysms, the risk of rupture relative to the size of a HAA is unknown, and current opinion is that all lesions warrant therapy. The therapeutic options include embolization of the aneurysm, stenting across the parent vessel and embolization of the common hepatic artery. The incidence of hepatic necrosis following interruption of the common hepatic artery is low owing to the rich hepatic collateral supply [1, 5, 9].

Surgery is the method of choice because 40–80% of aneurysms rupture spontaneously. Hemobilia secondary to rupture of HAA has been managed surgically with hepatic artery ligation, excision of aneurysm with or without vascular reconstruction, obliterative aneurysmorrhapy or hepatic resection. Surgical treatment is also indicated in most patients with extrahepatic rupture while interventional angiography with embolization is optimal for non-accessible intrahepatic aneurysms and high-risk patients in whom associated co-morbidity precludes surgical treatment [2, 3, 9].

In conclusion, HAA is a rare and sometimes fatal vascular lesion that should be considered when no hepatic, biliary or pancreatic cause for unexplained obstructive jaundice can be found.

References

1 Berceli SA: Hepatic and splenic artery aneurysm. Semin Vasc Surg 2005;18: 196–201.
2 Chandramohan F, Khan A, Fitzgerald S, Sherlock D, Tam E: Sonographic diagnosis and follow-up of idiopathic hepatic artery aneurysm, an unusual cause of obstructive jaundice. J Clin Ultrasound 2001;29:466–71.
3 Guida PM, Moore SW: Aneurysm of hepatic artery. Report of five cases with a brief review of the previously reported cases. Surgery 1966;60:299–310.
4 Countryman D, Norwood S, Registerr D: Hepatic artery aneurysm. Report of an unusual case and review of the literature. Am Surg 1983;2:49–51.
5 Shanley CJ, Shah NL, Messina LM: Common splanchnic artery aneurysms: splenic, hepatic and celiac. Ann Vasc Surg 1996;10:315–22.
6 Yılmaz A, Arıkan C,Tumpor G,Kılıc M, Aydoglu S: Vascular complications in living related and deceased donation pediatric liver transplantation. Single center's experience from Turkey. Pediatr Transplant 2007;11:160–4.
7 Arnesson MA, Smith RS: Ruptured hepatic artery aneurysm: case report and review of the literature. Ann Vasc Surg 2005;19:1940–5.
8 Mazziotti S, Blandino A, Gaeta M, Lamberto S, Vinci G, Ascenti G: Hepatic artery aneurysm, an unusual cause of obstructive jaundice: MR cholangiography findings. Abdom Imaging 2003;28: 835–37.
9 Reisenman PJ, Bover TC, Oderick GS, Bjamason H: Multiple hepatic artery aneurysm:use of transcatheter embolization for rupture. Ann Vasc Surg 2006; 20:399–404.

Chirurgische Gastroenterologie Interdisziplinär

Chir Gastroenterol 2007;23:411

Pschyrembel Klinisches Wörterbuch

Berlin, de Gruyter, 2004, neubearb. 260. Auflage,
XXIV + 2022 S., 1800 Abb., 330 Tab., 39,95 EUR
ISBN 978-3-11-017621-6

Alle – vom medizinischen Laien über den Studienanfänger bis zum Chefarzt – vertrauen dem erstklassigen und weit verbreiteten Standardwerk medizinischer Begriffe, dem Pschyrembel. Auch mit der 260. Auflage kann der Pschyrembel, der unverändert für lexikalische Kompetenz und zuverlässiges Fachwissen steht, begeistern und imponieren. 110 Jahre nach der ersten Auflage seht er wie ein stets zuverlässiger Fels im rasanten und immer schneller eilenden Wissensstrom des rapide wachsenden Themenfelds der Medizin. Er bleibt dank seiner durch mehr als 100 Autoren gesicherten Kompetenz und der Berücksichtigung aller und stets neuer Bereiche der Medizin, z.B. von SARS, DRGs, dem Gesundheitssystem-Modernisierungsgesetz und neuen gesetzlichen Regelungen, sowie der angrenzenden Fachgebiete ein absolutes Muss und ebenso ein Genuss für jeden Mediziner. Auch eine zunehmende Anzahl interessierter medizinischer Laien wird von seiner Lektüre viel profitieren. Daher ist und bleibt der Pschyrembel ein preisgünstiger, inhaltlich, didaktisch und illustrativ unschlagbarer Bestseller.

Karl-Joseph Paquet, Bad Kissingen

Pschyrembel Handbuch Therapie

Berlin, de Gruyter, 2005, überarb. und erg. 3. Aufl.,
XXII, 1083 S., 550 Abb., 300 Tab., 39,95 EUR
ISBN 978-3-11-018305-4

Dieses berühmte Pschyrembel-Nachschlagewerk bietet fachübergreifendes Wissen, enzyklopädisch geordnet und ausführlich dargestellt, und ist daher ein sehr verlässliches und kompaktes Nachschlagewerk bei allen therapeutischen Fragestellungen in Klinik, Praxis, Studium sowie im menschlichen Alltag. Es stellt daher ein ideale und optimale Ergänzung zum allbekannten und gelobten Klinischen Wörterbuch des gleichen Verlags dar. Betrachtet man seine Entwicklung bis zu dieser Auflage, so muss man lobend feststellen: Es wurde mit jeder neuen Auflage verbessert und ist heute ein äußerst praxistaugliches Nachschlagewerk zur Kurzorientierung über alle wichtigen konventionellen und auch alternativen zeitgemäßen therapeutischen Verfahren. Es wird daher zu einer Richtschnur für jeden Mediziner und Angehörigen der Heilberufe sowie für eine weiterhin zunehmende Anzahl von medizinischen Laien, die die Analyse ihres Gesundheitszustands nicht nur anderen überlassen wollen. Es ist schließlich inhaltlich, didaktisch, illustrativ und preislich unschlagbar.

Karl-Joseph Paquet, Bad Kissingen

KARGER
Fax +49 761 4 52 07 14
E-mail Information@Karger.de
www.karger.com

Accessible online at:
www.karger.com/cga

Chirurgische Gastroenterologie Interdisziplinär

Tagungen und Kongresse · Meetings and Conferences

Chir Gastroenterol 2007;23:412–414

11.01.–12.01.2008 **Linz** Österreich	**ENDO LINZ 2008** **Interdisziplinäre Endoskopie**	**Auskunft:** ÄRZTEZENTRALE MED.INFO, Wien Tel. +43 1 531 16-37, Fax -61 E-mail azmedinfo@media.co.at
16.01.2008 **Mainz** Deutschland	**Coloskopie-Basiskurs der ENDO Akademie**	**Auskunft:** Gaby Kneissler, Kongress-Sekretariat der Med. Klinik C, Klinikum Ludwigshafen gGmbH Tel. +49 621 503-4111, Fax -4112 E-mail kongressmc@t-online.de www.lebensblicke.de
17.01.–19.01.2008 **Stuttgart** Deutschland	**3. Jahrestagung der International Endo Hernia Society (IEHS) und Abschiedssymposium Professor Dr. med. Dr. h.c. mult. Reinhard Bittner, FRCS**	**Auskunft:** Sabine Hauser, Sekretariat Klinik für Allgemein- und Viszeralchirurgie , Marienhospital Stuttgart, Tel. +49 711 648922-01, Fax -13 E-mail reinhardbittner@vinzenz.de
01.02.–02.02.2008 **Erlangen** Deutschland	**41. Erlanger Fortbildungstage in Praktischer Medizntein**	**Auskunft:** Gesellschaft für berufliche Fortbildung, Forschung und Entwicklung, Erlangen Tel. +49 9131 85 363-74 oder -75, Fax -27 E-mail andrea.scotti@uk-erlangen.de, claudia.brandt@uk-erlangen.de www.gesellschaft-berufliche-fortbildung.de
08.02.–09.02.2008 **Düsseldorf** Deutschland	**10. Internationales Symposium: Diagnostische und Therapeutische Endoskopie**	**Auskunft:** Congress Organisation C. Schäfer, München Tel. +49 89 30710-11, Fax -21 E-mail sandra.reber@cocs.de www.cocs.de
13.02.2008 **Ludwigshafen** Deutschland	**Rhein-Neckar-Forum für Gastroenterologie und Hepatologie** **11. Postgraduiertenkurs**	**Auskunft:** Gaby Kneissler, Kongress-Sekretariat der Med. Klinik C, Klinikum Ludwigshafen gGmbH Tel. +49 621 503-4111, Fax -4112 E-mail kongressmc@t-online.de www.lebensblicke.de
14.02.–15.02.2008 **Nuthetal** Deutschland	**DIfE Symposium** **Genetics and Pathophysiology of Type 2 Diabetes**	**Auskunft:** Annette Schürmann & Hadi Al-Hasani Tel. +49 33 200 88-368 und -388, Fax -334 E-mail Symposium2008@dife.de http://Symposium2008.dife.de/
22.02.–23.02.2008 **Wiesbaden** Deutschland	**Gastro Update Wiesbaden**	**Auskunft:** Congress Organisation C. Schäfer, München Tel. +49 89 30710-11, Fax -21 E-mail katrin.lehmann@cocs.de www.cocs.de
28.02.–01.03.2008 **Mannheim** Deutschland	**Kongress der Deutschen Gesellschaft für Endoskopie und bildgebende Verfahren**	**Auskunft:** Congress Organisation C. Schäfer, München Tel. +49 89 30710-11, Fax -21 E-mail katrin.lehmann@cocs.de www.cocs.de
28.02.–01.03.2008 **Linz** Österreich	**7. Dreiländertreffen der Arbeitsgemeinschaften für minimal invasive Chirurgie**	**Auskunft:** E-mail kongress@mic2008.at www.mic2008.at
29.02.–02.03.2008 **Nürnberg** Deutschland	**10. Bundeskongress der niedergelassenen Chirurgen**	**Auskunft:** MCN Medizinische Congressorganisation Nürnberg AG Tel. +49 911 39316-39, Fax -20 E-mail mcn@mcn-nuernbeg.de www.mcn-nuernberg.de
06.03.–08.03.2008 **Neustadt a. d. W.** Deutschland	**52. Jahreskongress der Saarländisch-Pfälzischen Internistengesellschaft e.V. (SPIG)**	**Auskunft:** INTERPLAN AG, München Tel. +49 89 548234-13, Fax -44 E-mail spig@interplan.de www.SPIG.org

KARGER

Fax +49 761 4 52 07 14
E-mail Information@Karger.de
www.karger.com

Accessible online at:
www.karger.com/cga

29.03.–30.03.2008 **Wiesbaden** Deutschland	**28. Seminar Endoskopie des Internisten**	**Auskunft:** INTERPLAN AG, München Tel. +49 89 548234-73 E-mail internist@interplan.de www.endoskopiedesinternisten.de
18.04.–19.04.2008 **Bottrop** Deutschland	**17. Tagung der Gesellschaft für Gastroenterologie in Nordrhein-Westfalen**	**Auskunft:** INTERPLAN AG, München Tel. +49 89 548234-0, Fax -44 E-mail gastronrw08@interplan.de
19.04.2008 **Erlangen** Deutschland	**16. Erlanger Symposium für Endokrinologie und Stoffwechsel**	**Auskunft:** Gesellschaft für berufliche Fortbildung, Forschung und Entwicklung, Erlangen Tel. +49 9131 85 363-74 oder -75, Fax -27 E-mail andrea.scotti@uk-erlangen.de, claudia.brandt@uk-erlangen.de www.gesellschaft-berufliche-fortbildung.de
19.04.2008 **Dresden** Deutschland	**18. Aktuelle Gastroenterologie**	**Auskunft:** Gaby Kneissler, Kongress-Sekretariat der Med. Klinik C, Klinikum Ludwigshafen gGmbH Tel. +49 621 503-4111, Fax -4112 E-mail kongressmc@t-online.de www.lebensblicke.de
22.04.–25.04.2008 **Berlin** Deutschland	**125. Kongress der Deutschen Gesellschaft für Chirurgie**	**Auskunft:** MCN Medizinische Congressorganisation Nürnberg AG Tel. +49 911-39316-27, Fax -55 E-mail mcn@mcn-nuernberg.de www.mcn-nuernberg.de
15.05.–17.05.2008 **Gera** Deutschland	**17. Jahrestagung der Mitteldeutschen Gesellschaft für Gastroenterologie**	**Auskunft:** INTERPLAN Congress, Meeting & Event Management AG, München Tel. +49 89 548234-52, Fax -45 E-mail ausstellung@interplan.de www.mgfg.de
05.06.–07.06.2008 **Oldenburg** Deutschland	**181. Tagung der Vereinigung Nordwestdeutscher Chirurgen**	**Auskunft:** MCN Medizinische Congressorganisation Nürnberg AG Tel. +49 911-39316-40, Fax -66 E-mail nwch@mcnag.info www.mcn-nuernberg.de
13.06.–14.06.2008 **Herford** Deutschland	**14. MIC-Club-West**	**Auskunft:** INTERPLAN Congress, Meeting & Event Management AG, München Tel. +49 89 548234-52, Fax -45 E-mail ausstellung@interplan.de
14.06.–20.06.2008 **Rostock-Warnemünde** Deutschland	**10. Praktischer Kurs für Visceralchirurgie**	**Auskunft:** Frau A. Howald, Chirurgische Klinik und Poliklinik I, Campus Benjamin Franklin, Charité – Universitätsmedizin Berlin Tel. +49 30 8445-2541, Fax -2740 www.charite.de/chi
20.06.–21.06.2008 **Ludwigshafen** Deutschland	**Symposium Gastroenterologie im Spannungsfeld «Standards und Perspektiven der Gastroenterologie»**	**Auskunft:** Gaby Kneissler, Kongress-Sekretariat der Med. Klinik C, Klinikum Ludwigshafen gGmbH Tel. +49 621 503-4111, Fax -4112 E-mail kongressmc@t-online.de www.lebensblicke.de
26.06.–27.06.2008 **Hildesheim** Deutschland	**NOTES Live 2008 – Flexibel-Endoskopisches Operieren in der Bauchhöhle**	**Auskunft:** Congress Organisation C. Schäfer, München Tel. +49 89 30710-11, Fax -21 E-mail katrin.lehmann@cocs.de www.cocs.de
16.07.–18.07.2008 **Traunstein** Deutschland	**85. Jahrestagung der Vereinigung der Bayerischen Chirurgen e.V.**	**Auskunft:** MCN Medizinische Congressorganisation Nürnberg AG E-mail mcn@mcn-nuernberg.de www.mcn-nuernberg.de
10.09.–13.09.2008 **Budapest** Ungarn	**11. World Congress of the International Society for Diseases of the Esophagus**	**Auskunft:** Mr. Károly Bagdi, Convention Budapest Ltd. Tel. 00361 29901-84, Fax -87 E-mail kbagdi@convention.hu www.convention.hu

18.09.–20.09.2008 **Detmold** Deutschland	**175. Jahrestagung der Vereinigung Niederrheinisch-Westfälischer Chirurgen**	**Auskunft:** INTERPLAN Congress, Meeting & Event Management AG, München Tel. +49 89 548234-52, Fax -45 E-mail ausstellung@interplan.de
01.10.–04.10.2008 **Berlin** Deutschland	**63. Jahrestagung der DGVS mit Sektion Endoskopie und 2. gemeinsame Jahrestagung der Arbeitsgemeinschaften der Deutschen Gesellschaft für Viszeralchirurgie**	**Auskunft:** INTERPLAN AG, München Tel. +49 89 548234-32, Elke Jaskiola, e.jaskiola@interplan.de, www.interplan.de
07.10.–09.10.2008 **Erlangen** Deutschland	**61. Erlanger Kurs für Endoskopie und Ultraschall**	**Auskunft:** Gesellschaft für berufliche Fortbildung, Forschung und Entwicklung, Erlangen Tel. +49 9131 85 363-74 oder -75, Fax -27 E-mail andrea.scotti@uk-erlangen.de, claudia.brandt@uk-erlangen.de www.gesellschaft-berufliche-fortbildung.de
10.10.–11.10.2008 **Erlangen** Deutschland	**42. Erlanger Tagung für Praktische Gastroenterologie und Hepatologie**	**Auskunft:** Gesellschaft für berufliche Fortbildung, Forschung und Entwicklung, Erlangen Tel. +49 9131 85 363-74 oder -75, Fax -27 E-mail andrea.scotti@uk-erlangen.de, claudia.brandt@uk-erlangen.de www.gesellschaft-berufliche-fortbildung.de
24.10.–25.10.2008 **Bad Kreuznach** Deutschland	**23. Jahrestagung der Gastroenterologischen Arbeitsgemeinschaft Rheinland-Pfalz/Saarland (GARPS)**	**Auskunft:** Gaby Kneissler, Kongress-Sekretariat der Med. Klinik C, Klinikum Ludwigshafen gGmbH Tel. +49 621 503-4111, Fax -4112 E-mail kongressmc@t-online.de www.lebensblicke.de
06.02.–07.02.2009 **Düsseldorf** Deutschland	**11. Internationales Symposium: Diagnostische und therapeutische Endoskopie**	**Auskunft:** Congress Organisation C. Schäfer, München Tel. +49 89 30710-11, Fax -21 E-mail katrin.lehmann@cocs.de www.cocs.de
06.03.–08.03.2009 **Nürnberg** Deutschland	**11. Bundeskongress der Niedergelassenen Chirurgen**	**Auskunft:** MCN Medizinische Congressorganisation Nürnberg AG Tel. +49 911-39316-27, Fax -55 E-mail mcn@mcn-nuernberg.de www.mcn-nuernberg.de
19.03.–21.03.2009 **München** Deutschland	**39. Kongress der Deutschen Gesellschaft für Endoskopie und bildgebende Verfahren e.V.**	**Auskunft:** Congress Organisation C. Schäfer, München Tel. +49 89 30710-11, Fax -21 E-mail katrin.lehmann@cocs.de www.cocs.de
28.04.–01.05.2009 **München** Deutschland	**126. Kongress der Deutschen Gesellschaft für Chirurgie**	**Auskunft:** MCN Medizinische Congressorganisation Nürnberg AG Tel. +49 911-39316-27, Fax -55 E-mail mcn@mcn-nuernberg.de www.mcn-nuernberg.de
20.04.–23.04.2010 **Berlin** Deutschland	**127. Kongress der Deutschen Gesellschaft für Chirurgie**	**Auskunft:** MCN Medizinische Congressorganisation Nürnberg AG Tel. +49 911-39316-27, Fax -55 E-mail mcn@mcn-nuernberg.de www.mcn-nuernberg.de
03.05.–06.05.2011 **München** Deutschland	**128. Kongress der Deutschen Gesellschaft für Chirurgie**	**Auskunft:** MCN Medizinische Congressorganisation Nürnberg AG Tel. +49 911-39316-27, Fax -55 E-mail mcn@mcn-nuernberg.de www.mcn-nuernberg.de

Chirurgische Gastroenterologie Interdisziplinär

Author Index Vol. 23, 2007 / Autorenverzeichnis Band 23, 2007

Chir Gastroenterol 2007;23:415

KARGER

Fax +49 761 4 52 07 14
E-mail Information@Karger.de
www.karger.com

Accessible online at:
www.karger.com/cga

Chirurgische Gastroenterologie Interdisziplinär

Sachwortverzeichnis Band 23, 2007

Chir Gastroenterol 2007;23:416–417

KARGER

Fax +49 76 4 52 07 14
E-mail Information@Karger.de
www.karger.com

Accessible online at:
www.karger.com/cga

Chirurgische Gastroenterologie Interdisziplinär

Subjekt Index Vol. 23, 2007

Chir Gastroenterol 2007;23:418–419

KARGER

Fax +49 761 4 52 07 14
E-mail Information@Karger.de
www.karger.com

Accessible online at:
www.karger.com/cga

Chirurgische Gastroenterologie Interdisziplinär

Hinweise für Autoren

Chir Gastroenterol 2007;23

Einreichung von Manuskripten
Die Zeitschrift CHIRURGISCHE GASTROENTEROLOGIE INTERDISZIPLINÄR ist ein Forum für die interdisziplinäre Diskussion aller wichtigen und aktuellen Themen der Viszeral-chirurgie, Gastroenterologie und Hepatologie.

Manuskripte sind zu senden an:

Herrn Prof. Dr. Reinhard Bittner
Schriftleitung Chirurgische Gastroenterologie Interdisziplinär
Klinik für Allgemein- und Visceralchirurgie
Marienhospital Stuttgart
Böheimstraße 37
70199 Stuttgart (Deutschland)
E-mail reinhardbittner@vinzenz.de

Sprache
Die Beiträge können in deutscher oder englischer Sprache (amerikanische oder britische Rechtschreibung) eingereicht werden.

Rubriken und Umfang
Die Manuskripte sollen in 1 1/2-zeiligem Abstand mit beidseitig je 3 cm Rand, Schrift 12 pt eingereicht werden.

Folgender Umfang sollte nicht überschritten werden:

	Druckseiten	Entspricht Manuskriptseiten*
Hauptthema	5	15
Interdisziplinäres Gespräch	5	15
Übersichtsarbeit, Originalarbeit	5	15
Kasuistik	3	9
Brief an die Herausgeber	2	6
Übrige Beiträge	2	6

*** einschließlich Zusammenfassung, Abbildungen, Tabellen und Literaturzitate**

Für Umfangsüberschreitungen wird dem Autor ein Mehrkostenanteil in Rechnung gestellt.

Bedingungen
Über die Annahme wissenschaftlicher Beiträge wird aufgrund mehrerer Gutachten entschieden (peer-review).
Der Verlag geht davon aus, dass eingereichte Manuskripte nicht gleichzeitig bei einem anderen Journal begutachtet werden. Die Einreichung eines Beitrags impliziert die Übertragung der Rechte auf den Verlag, falls das Manuskript angenommen wird.
Mit der Annahme des Manuskripts zur Publikation gehen alle Rechte auf den Verlag über. Die Übertragung der Nutzungsrechte bezieht sich sowohl auf alle Print- als auch auf elektronische Offline- und Onlinemedien unter Einschluss des Internets und von Datenbanken/Datenträgern aller Art. Ohne schriftliche Genehmigung des Verlages dürfen diese Publikationen oder Teile daraus nicht in andere Sprachen übersetzt oder in irgendeiner Form mit mechanischen oder elektronischen Mitteln (einschließlich Fotokopie, Tonaufnahme und Mikrofilm) reproduziert oder auf Datenträger oder einem Computersystem gespeichert werden.
Es ist Sache des Autors, die Nachdruckerlaubnis für Abbildungen, Tabellen usw. aus anderen Publikationen zu beschaffen.
Alle Formen der Unterstützung, inklusive der durch Pharmaunternehmen, und potentielle Interessenskonflikte sollen in einem Begleitschreiben an den Herausgeber offen gelegt werden. Wird das Manuskript angenommen, so wird der Herausgeber mit dem Autor vereinbaren, inwieweit dies publiziert werden muss.
Typographische Gestaltung und redaktionelle Bearbeitung werden vom Verlag durchgeführt.

Ethische und rechtliche Voraussetzungen
Manuskripte, bei denen Untersuchungen an Probanden oder Patienten durchgeführt wurden, müssen die Erklärung enthalten, dass das Versuchsprotokoll von einer Ethikkommission genehmigt wurde und den ethischen Standards der Deklaration von Helsinki in ihrer erweiterten Form von 1975 und ihren Zusätzen von 1983, 1989 und 1996 [JAMA 1997;277:925–926] entspricht. Zugleich muss im Manuskripttext auf die Einwilligung der Versuchsperson nach Aufklärung hingewiesen werden. Angaben, die auf die Identität der Person schließen lassen, sind unzulässig.

Gliederung
Autorennamen und -adressen: Die vollständigen Autorennamen mit der jeweiligen Institutsangabe in der Landessprache der Autoren, die vollständige Postadresse des Korrespondenzautors, mit Telefon- und Faxnummer sowie E-Mail-Adresse sollen in einem separaten Dokument angegeben werden, um die anonyme Begutachtung sicherzustellen.

Titelseite: Die Titelseite muss den Titel und Kurztitel der Arbeit in Deutsch und Englisch enthalten.

Schlüsselwörter: Zu einer Arbeit gehören 3–5 Schlüsselwörter (Englisch und Deutsch), die möglichst der «Medical Subjects Heading List» des Index Medicus entnommen sein sollen.

Zusammenfassung: Jedes Manuskript muss eine englische und deutsche Zusammenfassung enthalten, die jeweils 200 Wörter nicht überschreiten. Zusammenfassungen von Originalarbeiten und Kasuistiken sind zu strukturieren in Hintergrund, Patienten und Methoden (oder Material und Methoden), Ergebnisse, Schlussfolgerungen.

Fußnoten: Fußnoten sollten nur in Tabellen verwendet werden.

Geschützte Produkt- bzw. Markennamen: Bei ihrem ersten Auftreten im Text müssen geschützte Produkt- und Markennamen mit einem hochgestellten ® bzw. ™ bezeichnet werden. Die Verantwortung für die korrekte Befolgung dieser Vorschrift liegt ausschließlich beim Autor.

Abbildungen und Tabellen: Abbildungen und Tabellen sollen auf separaten Seiten erstellt werden. *Tabellen* benötigen eine Überschrift und Abbildungen eine Legende. Die Anzahl der Abbildungen und Tabellen sollte limitiert sein, sie sollen den Text illustrieren. Hinweise auf Abbildungen und Tabellen erfolgen im Text mit (Abb. 1) bzw. (Tab. 1). Im Text genannte Informationen bedürfen keiner Wiederholung in einer Tabelle.
Für die Reproduktion von *Abbildungsvorlagen* sind nur gute Zeichnungen und Originalfotografien geeignet. Auf der Rückseite der Vorlage bitte den Namen des Autors, ein Titelstichwort, die Angabe, wo «oben» ist, sowie die Bildnummer mit einem weichen Bleistift vermerken. Elektronisch eingereichte Halbtonabbildungen (schwarz-weiß oder farbig) müssen in der endgültigen Größe eine Auflösung von 300 dpi haben, Strichzeichnungen 800–1200 dpi.
Farbabbildungen sind möglich, dem Autor wird jedoch ein Reproduktions- und Druckkostenanteil von EUR 260.– + MWSt. pro Abbildung in Rechnung gestellt.

Referenzen
Das Literaturverzeichnis soll nur die im Text zitierten Publikationen enthalten. Die Literatur ist entsprechend der Reihenfolge des Auftretens im Text zu nummerieren. Die Referenzen werden als Zahlen [in eckigen Klammern] in den Text eingefügt. Bitte alle Autoren einer Arbeit angeben, die Abkürzung «et al.» ist zu vermeiden. Zitiert werden sollen nur Arbeiten, die entweder publiziert oder zur Publikation angenommen sind. Der Passus «in Vorbereitung» oder «persönliche Mitteilung» ist zu vermeiden. Die Autoren sind für eine korrekte und vollständige Zitierung der Referenzen verantwortlich. Die Abkürzung der Zeitschriftentitel erfolgt nach dem Index-Medicus-System (www.nlm.nih.gov). Wird ein Referenzmanager benutzt, sollte das Format «Pharmacology» oder «Nephron» gewählt werden.

Beispiele zur Abfassung von Literaturzitaten:

Zeitschriftenbeiträge:
1 Lelie PN, Cuypers HTM, van Drimmelen AAJ, Quint WGV: Quality assessment of hepatitis C virus nucleic acid amplification methods. An international proficiency study. Infusionsther Transfusionsmed 1998;25:102–110.

Artikel, die nur eine DOI-Nummer haben:
2 Theoharides TC, Boucher W, Spear K: Serum interleukin-6 reflects disease severity and osteoporosis in mastocytosis patients. Int Arch Allergy Immunol DOI: 10.1159/000063858.

Elektronisch publizierte Artikel:
3 Black CA: Delayed type hypersensitivity: Current theories with a historic perspective. Dermatol Online J 1999;5:7. http://dermatology.dclib.org/ DOJvol5num1.

Bücher mit Herausgeber:
4 Hardy WD Jr, Essex M: FeLV-induced feline acquired immune deficiency syndrome: A model for human AIDS; in Klein E (ed): Acquired Immunodeficiency Syndrome. Prog Allergy. Basel, Karger, 1986, vol 37, pp 353–376.

Monographien:
5 Schaefer UW, Beelen DW: Bone Marrow Transplantation, ed 2, revised. Basel, Karger, 1996.

Kosten
Für Artikel mit maximal der vorgesehenen Seitenzahl werden keine Druckkosten erhoben (siehe Rubriken und Umfang). Jede weitere angefangene Druckseite wird dem Autor mit EUR 365.– + MWSt. pro Druckseite in Rechnung gestellt.

Druckfahnen
Falls nicht anders vereinbart werden die Druckfahnen dem Korrespondenzautor zugeschickt und sollen schnellstmöglich zurückgesandt werden. Änderungen in den Druckfahnen, die über die Korrektur von Satzfehlern hinausgehen, werden dem Autor in Rechnung gestellt. Es werden keine Umbruchabzüge versandt.

Sonderdrucke
Ein Formular und die Preisliste zur Sonderdruckbestellung werden mit den Druckfahnen versandt. Bestellungen, die nach Drucklegung bei uns eingehen, können nur zu wesentlich höheren Preisen ausgeführt werden.

KARGER
Fax +49 761 4 52 07 14
E-mail Information@Karger.de
www.karger.com

Hinweise für Autoren verfügbar unter:
www.karger.com/cga_gl.htm

Band 23 / Vol. 23, 2007

Chirurgische Gastroenterologie Interdisziplinär

KARGER

Basel · Freiburg · Paris · London · New York · Bangalore · Bangkok · Singapore · Tokyo · Sydney

S. Karger · Medical and Scientific Publishers · Basel · Freiburg · Paris · London · New York · Bangalore · Bangkok · Singapore · Tokyo · Sydney

Die Zeitschrift erscheint vierteljährlich; pro Jahr erscheint 1 Band zu je 4 Heften. Bezugspreise für Jahrgang 23, 2007: Print-Abonnement EUR 188,–, Online-Abonnement EUR 188,–, Kombi-Abonnement Print/Online EUR 233,–, einschließlich MwSt., zuzüglich Postgebühren. Der Abonnementpreis ist im Voraus zahlbar. Das Abonnement der Zeitschrift läuft weiter, wenn es nicht spätestens 4 Wochen vor Abschluss eines Bandes abbestellt wird. Abonnementbestellungen können bei jeder Buchhandlung oder direkt beim Verlag aufgegeben werden:

Deutschland:
S. Karger Verlag für Medizin und Naturwissenschaften GmbH
Lörracher Str. 16a
D-79115 Freiburg
Tel. +49 761 45 20 70
Fax +49 761 4 52 07 14
E-mail Information@Karger.de

Übrige Länder:
S. Karger AG
Allschwilerstr. 10
Postfach
CH-4009 Basel
Tel. +41 61 3 06 11 11
Fax +41 61 3 06 12 34
E-mail Karger@Karger.ch

Anzeigen: S. Karger
Verlag für Medizin und Naturwissenschaften GmbH,
Lörracher Str. 16a, D-79115 Freiburg, Tel. +49 7 61 45 20 70.
Gültig ist die Preisliste Nr. 14 vom 1. Januar 2007.

Verlagsleitung und presserechtlich verantwortlich:
Sibylle Hopf
Anzeigenleitung: Susanne Meister
Produktionsleitung: Georg Brunner

Gesamtherstellung: KONKORDIA GmbH, Bühl
Das Medienunternehmen

Bibliographische Dienste:
EMBASE / Excerpta Medica
Reference Update
Science Citation Index Expanded

KARGER

Fax +49 761 4 52 07 14
E-mail Information@Karger.de
www.karger.com

Accessible online at:
www.karger.com/cga

Chirurgische Gastroenterologie Interdisziplinär

Inhalt Band 23, 2007

Chir Gastroenterol 2007;23:III–V

Editorials

Hauptthemen

Schmerztherapie

Herausgeber: E.A.M. Neugebauer, Köln; M. de Wit, Hamburg

Endokrine und mesenchymale Tumoren des Gastrointestinaltrakts

Herausgeber: S. Leinung, Leipzig; J. Mössner, Leipzig; J. Hauss, Leipzig; J.R. Izbicki, Hamburg

KARGER
Fax +49 761 4 52 07 14
E-mail Information@Karger.de
www.karger.com

Accessible online at:
www.karger.com/cga

Defäkationsstörungen

Herausgeber: H.-P. Bruch, Lübeck; S. Müller-Lissner, Berlin

Exzessive Palliativchirurgie

Herausgeber: P.M. Schlag, Berlin; K.H. Link, Wiesbaden

Interdisziplinäres Gespräch

Zertifizierte medizinische Fortbildung

Originalarbeiten

Fallberichte

Buchbesprechungen

News / Ticker

Tagungen und Kongresse

Supplement 1

Chirurgische Gastroenterologie Interdisziplinär

Contents Vol. 23, 2007

Chir Gastroenterol 2007;23:VI–VIII

Editorials

Main Topic

Pain Therapy

Editors: E.A.M. Neugebauer, Köln; M. de Wit, Hamburg

Endocrine and Mesenchymal Tumors of the Gastrointestinal Tract

Editors: S. Leinung, Leipzig; J. Mössner, Leipzig; J. Hauss, Leipzig; J.R. Izbicki, Hamburg

KARGER
Fax +49 761 4 52 07 14
E-mail Information@Karger.de
www.karger.com

Accessible online at:
www.karger.com/cga

Defecation Disorders

Editors: H.-P. Bruch, Lübeck; S. Müller-Lissner, Berlin

Excessive Palliative Surgery

Editors: P.M. Schlag, Berlin; K.H. Link, Wiesbaden

Interdisciplinary Discussions

Continuing Medical Education

Original Articles

Case Reports

Book Reviews

News / Ticker

Meetings and Conferences

Supplement 1

Adipositas-Chirurgie
4. Frankfurter Meeting, Frankfurt/M., 9./10. November 2006
Herausgeber: *Rudolf A. Weiner,* Frankfurt/M.